婴幼儿
安睡指南

宝宝不哭闹　全家睡好觉

主　编　　医　学　博　士　小山博史
　　　　　睡 眠 治 疗 师　三桥美穗
　　　　　婴 儿 理 疗 师　Yuki
翻　译　　李力丰

南方出版社·海口

图书在版编目（CIP）数据

婴幼儿安睡指南：宝宝不哭闹，全家睡好觉/（日）小山博史，（日）三桥美穗，（日）Yuki 主编；李力丰译.—海口：南方出版社，2020.8
ISBN 978-7-5501-6171-9

Ⅰ.①婴… Ⅱ.①小… ②三… ③Y… ④李… Ⅲ.①婴幼儿-睡眠-基本知识 Ⅳ.①R174

中国版本图书馆 CIP 数据核字（2020）第 142004 号

著作权合同登记：图字 30-2020-092

AKACHAN TO MAMA GA GUSSURI NEMURERU HON
Copyright © 2017 by LIBERALSYA
Supevised by Hirofumi KOYAMA, Miho MIHASHI, Yuki
Illustrations by Tomomi TAHARA
All rights reserved.
Original Japanese edition published by LIBERALSYA.
Simplified Chinese translation rights arranged with PHP Institute, Inc. through Shinwon Agency Co.Beijng.

婴幼儿安睡指南：宝宝不哭闹，全家睡好觉
YINGYOUER ANSHUI ZHINAN：BAOBAO BU KUNAO,QUANJIA SHUI HAOJIAO

编　　者	（日）小山博史　（日）三桥美穗　（日）Yuki
译　　者	李力丰
责任编辑	姜朝阳
出版统筹	付玉静
封面设计	张　悦
出版发行	南方出版社
社　　址	海南省海口市和平大道 70 号
邮　　编	570208
电　　话	0898-66160822
传　　真	0898-66160830
印　　刷	肥城新华印刷有限公司
开　　本	145mm×210mm　1/32
印　　张	5
字　　数	120 千字
版　　次	2020 年 8 月第 1 版　　印次　2020 年 8 月第 1 次印刷
印　　数	1—5000 册
定　　价	49.80 元

版权所有　盗版必究

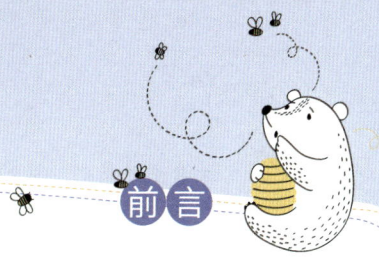

前 言

"宝宝总是不肯睡觉。"

"宝宝夜里哭闹太严重,一整晚都没睡好。"

……

很多爸爸妈妈都有上述类似的烦恼。

做家务、带孩子、工作,爸爸妈妈白天都要满负荷运转,到了夜里,刚想好好休息一下,彻底消除疲劳,宝宝却开始哭闹不止。

"宝宝怎么就是不肯睡呢?急得我都要哭了!"

有着这样烦恼的家庭,其实并不止一个。因育儿压力导致的烦躁情绪,也绝不是什么特殊现象。

本书中有许多促使宝宝安睡的方法。

读过这本书以后,你就会知道,你的宝宝在夜里哭闹并不奇怪,也不是你的育儿方式存在问题。

只要从书中多找几种方法尝试一下,你的宝宝就能安然入睡了。

为了宝宝和爸爸妈妈都能露出灿烂的笑脸,衷心希望各位爸爸妈妈可以多多尝试。

本书的使用方法

本书正文部分，每个对页的内容大部分为同一条目，因此，打开书后你可以随意看起。

想从今晚起就改善宝宝睡眠的爸爸妈妈可以直接从第 2 章看起。

想从长远角度培养宝宝"睡眠能力"的爸爸妈妈要从第 1 章开始看。

各章内容分别如下所示。

第 1 章
宝宝的睡眠与大脑

介绍促进宝宝大脑发育、培养宝宝自身睡眠能力的方法。这些方法乍一看可能会感觉在走弯路，实则对宝宝获得优质睡眠有着最佳的效果。

第 2 章
有助于宝宝安睡的环境

如果想要立刻减少宝宝夜啼的次数，建议您调整一下睡眠的环境，同时根据宝宝的月龄，选择合适的方法来消除宝宝的不适。

第 3 章
调整宝宝的生物钟

新生儿还无法分清白天与夜晚。只要在改变宝宝白天和夜晚的生活方式上面下功夫,就可以逐步地调整宝宝的生物钟了。

第 4 章
母婴都要放松身心

宝宝夜啼也会导致妈妈睡眠不足。我们需要掌握一些使宝宝和妈妈都能放松身心的方法。

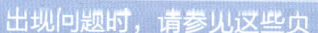
出现问题时,请参见这些页

夜　啼	P006、P010、P012、P014、P022、P068、P104、P106、P110、P122、P126、P134
妈妈睡眠不足	P030、P130、P132、P136

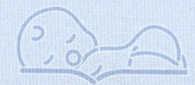

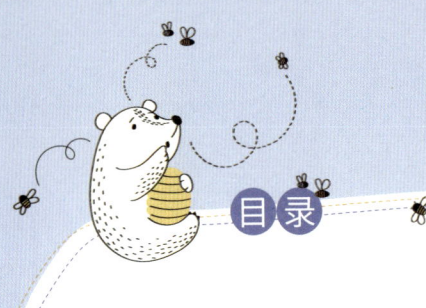

目录

第 1 章

宝宝的睡眠与大脑

睡眠促进婴儿的身体和大脑发育	/002
新生儿睡眠周期仅为 40 分钟	/004
宝宝啼哭是有原因的	/006
"大脑边缘系统"与"额叶"的平衡是婴儿大脑发育的关键	/008
夜啼的主要原因在于大脑	/010
宝宝容易夜啼的时间	/012
大脑的发育可以培养"睡眠能力"	/014
促进大脑发育的窍门 ①与宝宝进行眼神交流,亲密育儿	/016

促进大脑发育的窍门 ② 从宝宝 4 个月起，积极给予玩耍的时间　　/018

促进大脑发育的窍门 ③ 认真回答宝宝的话　　/020

促进大脑发育的窍门 ④ 对宝宝"想尝试"的行为给予支持　　/022

促进大脑发育的窍门 ⑤ 1 岁以后，尊重宝宝的自主行为　　/024

促进大脑发育的窍门 ⑥ 不放任宝宝看电视或玩手机　　/026

促进大脑发育的窍门 ⑦ 逐步培养宝宝的忍耐力　　/028

专栏　睡眠不足对妈妈的大脑也会产生负面影响　　/030

第 2 章

有助于宝宝安睡的环境

能让宝宝安睡的环境　　　　　　　　　　　　　　　　　　/032

营造安睡环境 ①（出生～3个月左右）把卧室里的灯光调暗　　/034

营造安睡环境 ②（出生～3个月左右）用抱被把宝宝裹紧　　　/036

营造安睡环境 ③（出生～3个月左右）轻轻地摇晃　　　　　　/038

营造安睡环境 ④（出生～3个月左右）让宝宝听到白噪音　　　/040

营造安睡环境 ⑤（出生～3个月左右）使用安抚奶嘴　　　　　/042

营造安睡环境 ⑥ 让卧室成为一个好玩的空间　　　　　　　　/043

营造安睡环境 ⑦ 准备几样"陪宝宝睡觉觉"的物品　　　　　　/044

营造安睡环境 ⑧ 打开空调，调到"舒适的温度"　　　　　　　/046

营造安睡环境 ⑨ 选择舒适的床上用品和睡衣　　　　　　　　/048

营造安睡环境 ⑩ 被褥要保持清洁　　　　　　　　　　　　　/050

选择睡前绘本 /052

睡眠治疗师三桥美穗精选出的睡前绘本 /054

0 岁~ /054

1、2 岁~ /057

3、4 岁~ /058

睡前"检查宝宝的身体"消除不适 /066

逐渐告别边陪睡边哺乳的方式 /067

"抱起宝宝摇晃一阵"能够判断宝宝啼哭的原因 /068

让宝宝懂得"一个人也不用怕" /070

专栏 检查一下卧室的环境 /072

第 3 章

调整宝宝的生物钟

让宝宝学会区分"白天"和"夜晚"	/074
按照宝宝的月龄制定"睡眠时间表"	/076
睡眠时间表（0~1个月）	/078
睡眠时间表（2~4个月）	/080
睡眠时间表（5~6个月）	/082
睡眠时间表（7~8个月）	/084
睡眠时间表（9~11个月）	/086
睡眠时间表（1岁~1岁6个月）	/088
睡眠时间表（1岁7个月~3岁）	/090
睡眠时间表（4岁~）	/092
制定适合母婴具体情况的睡眠时间表	/094
托儿所（幼儿园小班）宝宝睡眠时间安排的关键点	/095
早上的生活节奏 ① 7点前把宝宝唤醒，拉开窗帘	/096

早上的生活节奏 ②用宝宝喜爱的物品让他精神起来	/098
白天的生活节奏 ①让宝宝充分玩耍，分泌"睡眠激素"	/100
白天的生活节奏 ②午睡要在"固定的时间"和"明亮的场所"进行	/102
傍晚~夜间的生活节奏 ①宝宝过于兴奋时，这一天要充分实行亲密育儿	/104
傍晚~夜间的生活节奏 ②傍晚不要哄睡宝宝，帮他坚持过去	/106
傍晚~夜间的生活节奏 ③17点后，室内照明仿照傍晚的太阳光线	/108
傍晚~夜间的生活节奏 ④玩耍结束时，提醒一声"游戏结束啦"	/110
傍晚~夜间的生活节奏 ⑤通过"晚安旅行"来催生宝宝的睡意	/112
傍晚~夜间的生活节奏 ⑥奶水要喂足，晚餐至少要在睡前2小时进食	/114
傍晚~夜间的生活节奏 ⑦洗完澡1小时内把宝宝哄睡	/116
临睡前的生活节奏 ①实行亲密育儿法，使宝宝充分放松	/118
临睡前的生活节奏 ②21点前把宝宝哄睡	/120

专栏 宝宝哭闹时，了解这一天究竟发生了什么　　　/122

第 4 章

母婴都要放松身心

具有催眠和放松效果的按摩法——"幼儿气功按摩疗法" /124

对睡眠不足的妈妈们来说，母乳是个救星 /130

妈妈也要一起午睡，为自己补充体力 /132

如果妈妈太累，就不要勉强带宝宝 /134

爸爸也要主动承担起哄睡宝宝的责任 /136

不要去和别的妈妈攀比 /138

附表　妈妈的育儿日记 /140

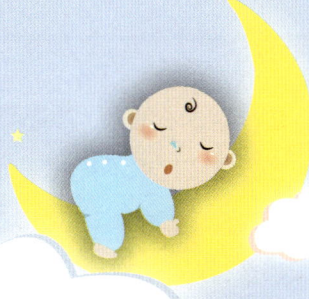

第1章
宝宝的睡眠与大脑

Baby's sleep and brain

睡眠促进婴儿的身体和大脑发育

选择这本书的人，想必都有这样的烦恼："宝宝夜里总是哭闹""为宝宝迟迟不肯入睡而发愁"……宝宝的睡眠不好，导致妈妈也跟着睡不好。

那么，对于宝宝而言，睡眠究竟意味着什么呢？良好的睡眠又会给宝宝带来哪些益处呢？

刚出生的婴儿一天平均睡眠时间为 16 ~ 18 个小时。甚至，有些婴儿会有 20 个小时以上的睡眠。

俗话说，"能睡的宝宝长得快"，**其秘密就在于深度睡眠期间脑垂体所分泌的生长激素。正是这种激素，促使了婴儿身体和大脑的不断发育。**因而，**这一时期的优质睡眠，堪称是宝宝身心健康发展过程中的重要保障。**

另外，美国一项调查结果显示：儿童上床时间越晚，睡眠时间越短，成绩就会越差；习惯熬夜和缺乏睡眠还可能导致儿童营养不良、发育迟缓、性格急躁，有些儿童甚至会产生不想上学、不愿出门的心理。

因此，从婴儿时期开始培养孩子有规律的睡眠习惯，对于避免发生以上状况可以说有着重要的意义。

第1章 宝宝的睡眠与大脑

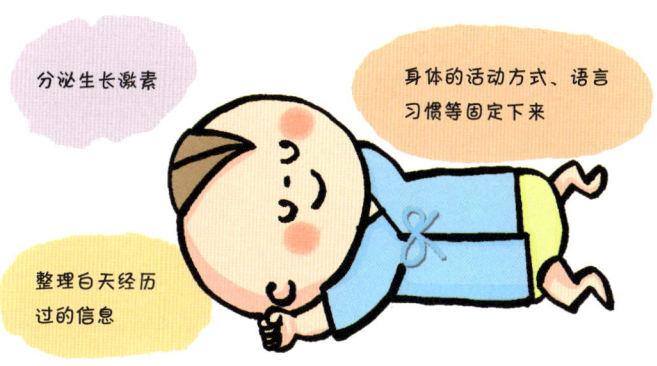

睡眠过程中,宝宝的身体和大脑会进行各种各样的对促进发育不可或缺的活动。

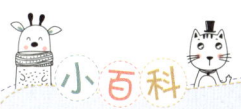

生长激素

生长激素是人脑垂体前叶分泌的一种蛋白质,是促进人体生长的最主要激素。生长激素能够刺激儿童骨骺软骨细胞的分化、增殖、长骨生长,使人体长高,同时调节物质代谢和能量平衡,在人体生长发育中起着关键性作用。生长激素分泌的高峰期一般是在晚上9点到次日凌晨1点,在深度睡眠的状态下,大约晚上10点后,到达分泌量高峰。如果生长激素分泌不足、分泌紊乱或生长激素结构异常等,就会影响婴幼儿身体的正常发育。

新生儿睡眠周期仅为 40 分钟

睡眠包括浅睡眠与深睡眠，二者以一定节律交替进行。浅睡眠时，身体处于休息状态，大脑是清醒的；深睡眠时，身体是清醒的，大脑处于休息状态。睡眠周期指的是从一个浅/深睡眠到下一个浅/深睡眠之间所间隔的时长。

入睡后，成人的睡眠周期约为 90 分钟，刚出生的婴儿为 40 分钟左右。随着宝宝的成长，这一周期也在逐步拉长：出生 4～10 个月时为 50～60 分钟，11 个月～2 岁时约为 75 分钟，到 5 岁左右才能达到与成人基本一致的水平，即 90 分钟左右。正因为婴儿的睡眠周期较短，才会在夜间多次醒来。

此外，婴儿睡眠还有一个特别之处，就是婴儿的深睡眠比成人要浅。有时，因无法从浅睡眠进入深睡眠，也会导致宝宝醒来。

成人一般每日需要 6～8 个小时的睡眠，而婴儿连续睡眠 5 个小时（称之为整夜觉）就可以说"一觉睡到大天亮"了。也就是说，晚上 9 点将宝宝哄睡后，次日凌晨 2 点又醒来，是很自然的现象。因此，我们要知道，他们"睡上 5 个小时就足够了"。

重要的是，宝宝凌晨 2 点醒来后能否再次自然入睡。培养宝宝这种"睡眠能力"，才是使母婴都能安睡的关键。

第 1 章 宝宝的睡眠与大脑

宝宝与成人的睡眠周期对比

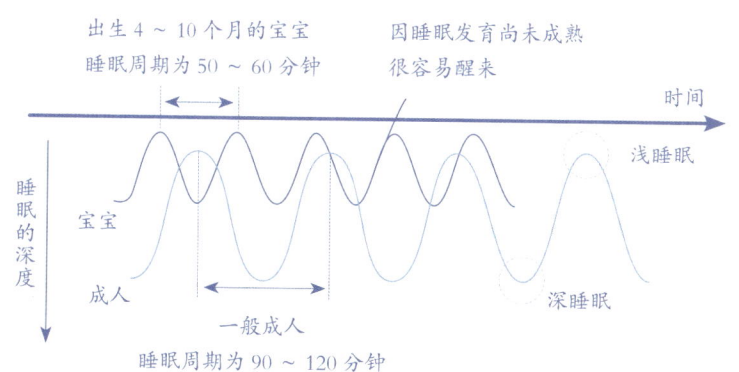

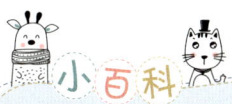

婴儿的浅睡眠、深睡眠

新生儿时期,婴儿睡眠时的浅睡眠和深睡眠各约占整个睡眠的 50%。我们常见到婴儿在睡着时有微笑、皱眉、吸吮等动作,这就代表婴儿此时正处于浅睡眠中。婴儿的深浅睡眠交替周期间隔时间很短,特别是出生后的第一个月,婴儿不太能分清白天和黑夜。随着婴儿的成长和脑神经的发育完善,婴儿的总睡眠时间相应减少,也会慢慢养成夜里长睡、白天小睡的习惯,深浅睡眠交替周期相应延长,深睡眠时间占总睡眠时间的比例也相应提高。

宝宝啼哭是有原因的

通常,宝宝啼哭是由于身心感到某种"不适"。随着月龄的增加,宝宝啼哭的方式和原因也会发生变化。转折点一般在出生 4 个月前后。4 个月之内的婴儿,啼哭原因多限于"饿了""热了/冷了"等身体上的不适。而从大脑快速发育阶段开始,因"心理上的不适"引起的啼哭现象会越来越多,例如,因没能如自己意而哭闹。而且,从啼哭的方式上还可以看出宝宝的性格。

导致这些"身体上的不适""心理上的不适"的原因也不止一种,往往会几种情况同时发生。

这些时候,婴儿既不能控制自己的情绪,更不知道如何表达,只能通过哭声来宣告自己的不适。既然宝宝们啼哭都是有原因的,我们就来探寻一下那些原因吧。

宝宝啼哭的原因

心理上的不适

月龄·年龄	可能的原因
0~3 个月	不习惯外面的世界,留恋妈妈的肚子
1~4 个月	希望大人多抱抱
2 个月~2 岁左右	不想入睡(困了却不想睡)
3 个月~2 岁	不安、恐惧、害怕(因周围黑暗安静而导致不安)
4 个月以后	没意思,不好玩

第1章 宝宝的睡眠与大脑

（续表）

月龄·年龄	可能的原因
4个月~4岁左右	心情不好
2岁以后	有可能是睡眠时的伴随症（夜惊症）

夜惊症：睡眠时突然惊醒，出现惊恐不已、发出怪声、啼哭等症状。

身体上的不适

月龄·年龄	可能的原因
整个年龄段	饿了
	热了/冷了
	尿布湿了让宝宝感到不舒适
	便秘、打不出嗝造成的腹痛
	被蚊虫叮咬或严重的湿疹造成的瘙痒、疼痛
	感冒前兆或感冒症状
	慢性鼻腔堵塞

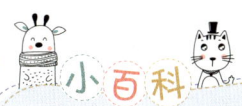

不同的啼哭方式代表宝宝不同的性格

啼哭是宝宝们表达自己情绪的一种方式。研究表明，婴儿性格可主要分为两种，一种是活泼型的，另外一种是文静型的。

不同性格婴儿的啼哭方式有所不同。一般性格文静的婴儿，哭闹得不会那么厉害；性格活泼的婴儿，哭闹的程度就大大不同了。

婴儿的性格大部分是后天形成的，爸爸妈妈可以为宝宝树立一个好的榜样，因为婴儿是通过爸爸妈妈去了解世界和领悟人生的。

"大脑边缘系统"与"额叶"的平衡是婴儿大脑发育的关键

婴儿大脑成长的关键,在于大脑边缘系统(下称边缘系统)与额叶。边缘系统掌管了喜怒哀乐等情绪和"想要尝试"的欲望。在婴儿出生4个月后,边缘系统会迅速发育起来,情绪的表达也会因此日趋丰富。

控制边缘系统,掌管需求、欲望的是额叶,而额叶需要花上一定时间才能逐步发育。

也就是说,婴幼儿时期,边缘系统与额叶会处于一种不平衡的状态:虽然直接表达情绪的边缘系统此时正在迅速发育,但是控制边缘系统的额叶却没有发育完全。宝宝之所以会因一点小事就哭闹,原因正在于此。随着宝宝长大,两者的不平衡状态也逐渐发生改变。到了4岁左右,额叶的发育就相当完全了。这个时候,宝宝才能学会控制自己的情绪,并有一定的忍耐力。

大脑边缘系统掌管喜怒哀乐等情绪和需求、欲望,在婴儿出生4个月后会迅速发育起来。

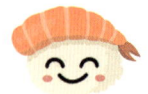 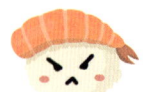 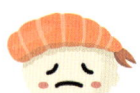 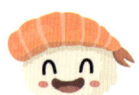

额叶部分控制边缘系统,掌管需求、欲望,发育速度较为缓慢。

第 1 章 宝宝的睡眠与大脑

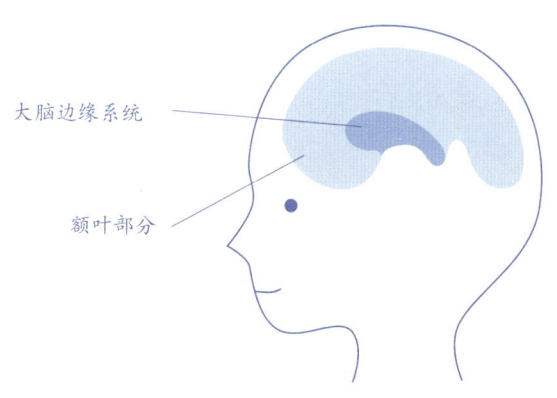

月龄·年龄	大脑的状态
0～3个月	边缘系统与额叶均不发达，较为安静。啼哭原因大部分为"身体上的不适"
4～12个月	边缘系统快速发育，但额叶发育缓慢，处于最不均衡时期，宝宝很容易发脾气
1～2岁	额叶功能虽逐步加强，但边缘系统更为活跃
2～4岁	额叶发育程度较高，额叶与边缘系统逐渐达到均衡，宝宝开始能够控制情绪，具有一定忍耐力

夜啼的主要原因在于大脑

所谓"夜啼",是指 4 个月~2 岁左右逐渐萌生自我意识的婴幼儿在每天夜里会出现毫无缘由的啼哭现象。一般来说,宝宝白天啼哭的原因可以较快了解,但夜晚啼哭的原因却很难弄清。

因此,对于出生 3 个月内的婴儿因身体上的不适(鼻塞、尿布湿了等)而出现夜间啼哭的情况,一般不称为夜啼。

说到引起夜啼的原因,主要有两个。

一个原因是婴幼儿与大人之间生活节奏的错位。

4 个月~1 岁的宝宝由于睡眠周期太短,睡眠太浅,常常会把夜晚误当成白天而醒来。此时周围一片黑暗,宝宝看不到爸爸妈妈,就会因不安而发出哭声。

宝宝的发育与夜啼

月龄·年龄	啼哭的原因
4~5 个月	(萌生自我意识)感到无聊、因黑暗产生不安 →夜间醒来而啼哭
5 个月~1 岁半	(开始认生)白天感到兴奋或是不安 →夜间回忆起来而啼哭

第 1 章　宝宝的睡眠与大脑

另一个主要原因是由于边缘系统与额叶发育的不平衡使宝宝无法控制情绪。

夜啼现象主要是不安和精神上的不适引起的。出生 5 个月以上的婴儿开始认生，或许因白天见到父母以外的人造成了紧张或兴奋，导致睡眠变浅，睡眠过程中感到不安从而夜啼。此外，还有很多因素可能导致宝宝的生活节奏被打乱，从而引起夜啼，诸如可怕的经历、好玩的游戏、人多的地方、引起不适的声音、闪闪发光的物体。

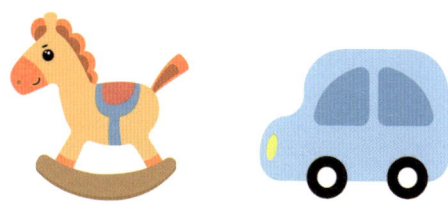

宝宝容易夜啼的时间

睡眠有一个功能,就是把当天的经历进行重新整理,并记住新的经历。

浅睡眠时,负责暂存记忆的海马区和负责喜怒哀乐的大脑边缘系统会同时活跃,将白天发生的事情和喜、悲等情绪同时回忆出来,并对回忆进行整理。

在"整理回忆的过程"中,宝宝容易出现夜啼。这是由于婴幼儿还不能区分梦境与现实,很容易惊醒。

同时,浅睡眠时,宝宝还可能发出梦呓般的哭声,也叫作梦呓式夜啼。这种时候,通常过一会儿宝宝就能重新自然入睡了。假如宝宝一哭就立刻抱起来安抚,反而可能把他们惊醒,又需要重新哄睡。因此,最好先观察 2 ~ 3 分钟再做出反应。

通过统计出生 1 个月和 6 个月的宝宝的睡眠时长,我们会发现他们深睡眠与浅睡眠时间所占的比例大不相同。

既然已经知道宝宝按月龄有不同的睡眠周期(参见 P004),那么也就能够容易得知他们夜啼和梦呓的时间了。

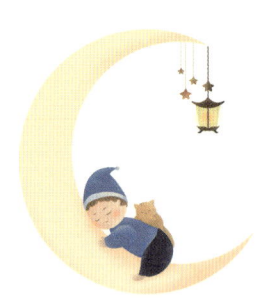

判断宝宝是浅睡眠还是深睡眠的方法是：浅睡眠时，宝宝的眼皮会轻轻跳动，脸上的表情会有变化；进入深睡眠后，即便宝宝翻身，脸上的表情也不会发生变化。我们可以在宝宝睡觉时，观察一下他/她现在处于哪种睡眠状态。

出生 1 个月的睡眠

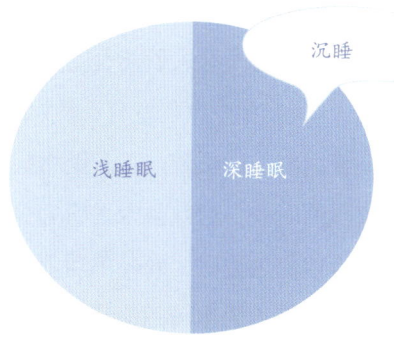

出生 6 个月的睡眠

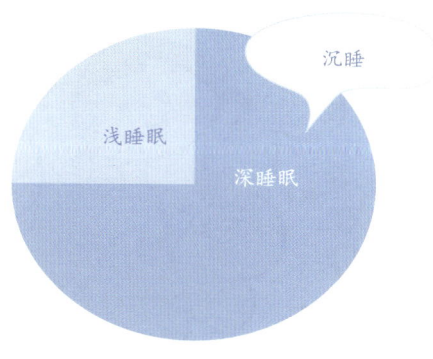

随着宝宝长大，深睡眠所占的比例也会增加。

大脑的发育可以培养"睡眠能力"

宝宝能否安稳地睡眠,夜间醒来后能否重新安然入睡——这样一种"睡眠能力",与大脑的发育程度有着很大的关系。

首先,培养"睡眠能力"的关键,在于负责控制情绪的额叶的发育程度。宝宝清醒的时候,额叶虽未发育完全,也能在一定程度上控制情绪。可当他们困倦时,额叶的功能会被削弱,情绪开始不稳定,就会因一些很小的事情闹情绪,这些因素也很容易导致宝宝不肯睡觉。

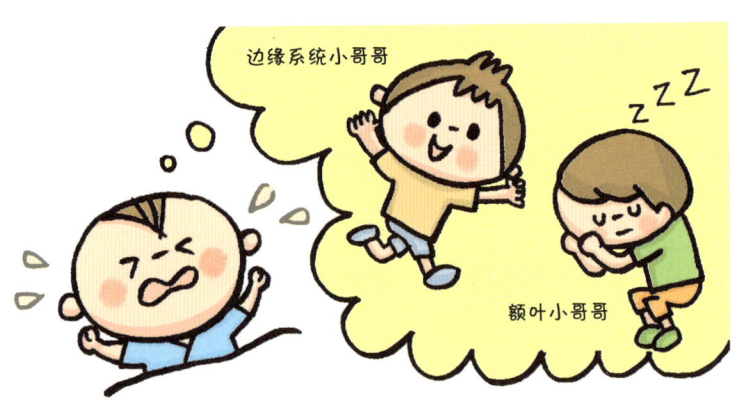

宝宝睡眠前后,额叶功能遭到削弱,会引起宝宝轻微不适,从而导致宝宝情绪不稳定。

此外，前面（参见 P008）介绍过，大脑的这种发育不平衡是引起夜啼的主要原因。

另外，在培养睡眠能力时还有一项不可或缺的因素，就是褪黑素。褪黑素是一种制造困意的激素，由大脑松果体分泌。天黑后人体内会分泌大量褪黑素，这种激素可以发挥降低体温、放松身体的作用，使人能进入睡眠状态。

可是，婴幼儿时期，大脑尚未发育完全，这一机制还不能发挥足够的作用。

也就是说，要使宝宝有安稳优质的睡眠，就要促使其大脑发育。从下一页开始，我们会介绍一些对大脑发育有效的窍门。

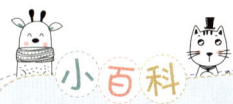

能够分泌褪黑素的松果体

松果体是人体生物钟的调控中心，它能够分泌褪黑素。褪黑素能够调整睡眠时间，缩短睡前入睡时间和觉醒时间，改善睡眠质量；褪黑素的存在能使睡眠中的觉醒次数明显减少，让浅睡眠阶段缩短、深睡眠阶段延长，次日早晨唤醒阈值下降，有较强的调整睡眠功能。

促进大脑发育的窍门
①与宝宝进行眼神交流，亲密育儿

宝宝们尤为依恋爸爸妈妈与自己的亲密接触。这种亲密接触可以安抚心理，代替额叶起到抑制边缘系统活跃的作用。为了抑制边缘系统的过度活跃，我们需要积极制造机会，多进行亲密育儿。

在亲密育儿的过程中，重点是要带着笑容用眼神和宝宝交流。这样做可以增加婴儿额叶的血流量，促进大脑的发育。

婴儿在出生2～3月后就能够分清人的眼、鼻、口，读懂人的表情。这个时候的婴儿就可以自主发出笑容。4个月左右，婴儿开始学会表达自己的情绪，并能读懂大人的脸色和感受到周围的气氛。

因为妈妈与宝宝的接触最多，所以宝宝对妈妈的表情也最为敏感。妈妈脸上的表情可怕，宝宝就会不安地啼哭；妈妈对宝宝笑，宝宝也会跟着笑；妈妈脸上毫无表情，宝宝就会意识到妈妈对自己漠不关心，从而发出哭声来表示抗议，要求"多关注自己"。

我们可以根据宝宝的喜好，在生活中选择不同的亲密育儿法。在下一节中，我会介绍一些手操游戏，包括抱抱、抚摸脸颊等。

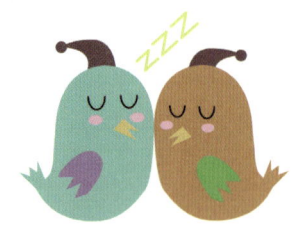

第1章 宝宝的睡眠与大脑

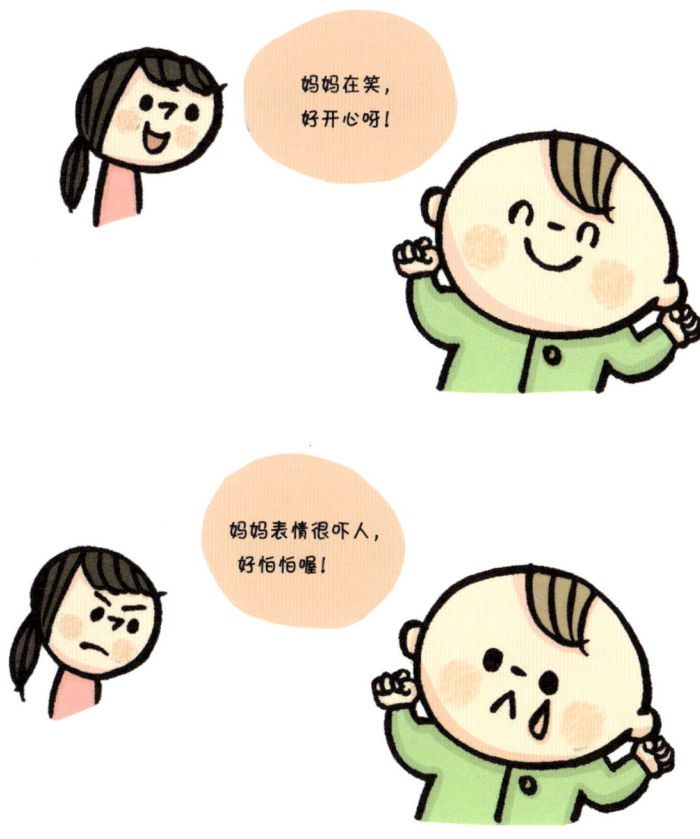

只要妈妈露出笑脸，宝宝的情绪就会随之稳定起来。

促进大脑发育的窍门
②从宝宝4个月起,积极给予玩耍的时间

4个月左右开始,宝宝的脖子逐渐会用力,视线开始能够跟着感兴趣的物体移动。同时,他们也可以表达自己的情绪,读懂妈妈的脸色了。

从这个时期开始,妈妈除了抱抱、陪睡以外,还可以增加一些手操游戏,加强与宝宝的亲密接触。通过手操游戏,可以帮助宝宝抑制边缘系统功能的过度活跃。

最好的手操游戏并不是由妈妈单方面进行的,而是通过宝宝配合,一边观察着宝宝的反应一边进行。宝宝一旦发现游戏里加入了变化,就会更加兴奋。至于手操游戏的歌词,妈妈也可以根据情况自由发挥。

此外,6个月以后,妈妈与宝宝进行互动游戏,对于开发宝宝的语言能力也非常重要。宝宝们可以通过妈妈分享的有趣的事物,快乐地学习语言。

当宝宝用手指着某物或是做出其他对某物感兴趣的举动时,不要着急,要耐心地给予配合。这样既可以提高宝宝的语言能力,又能安抚宝宝的情绪。

代表性的手操游戏

· 翻花绳

材料：选取粗细适中的棉线或毛线，长度半米左右，将绳两头连起来打个结，做成绳圈。

玩法：一人双手手指将绳圈编成一种花样，另一人用手指翻成不同的花样接过来。双方相互交替，直到一方不能再翻下去为止。

· 《五指歌》

一二三四五，上山打老虎。
老虎没打到，打到小松鼠。
松鼠有几只？让我数一数。
数来又数去，一二三四五。
五四三二一，一二三四五。

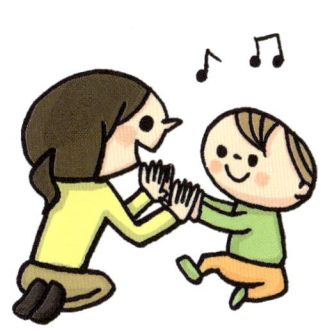

· 石头剪刀布

爸爸妈妈教宝宝学习"石头""剪刀""布"的手势，然后一起念出口令，同时亮出手势。规则是"石头"克"剪刀"，"剪刀"克"布"，"布"克"石头"。

促进大脑发育的窍门
③认真回答宝宝的话

宝宝的大脑在发育过程中有一项极为重要的内容,那就是快乐地学习语言。

也许有人会说:"我家宝宝才1岁,还不会说话,这一点与我们无关。"其实不然。尽管1岁的宝宝还不会说话,但是一定会发出"啊""哦"的声音来。而这些就是发声练习。我们可以试着回答他们:"怎么啦?""是啊,天气真好啊!"这样,慢慢地,宝宝就会像说话一样与大人进行语言的互动。

与宝宝进行的语言游戏,重点是不要单方面进行,一定要亲子"双方"互动才可以。

大人讲话的时候,一定要看着宝宝的眼睛。眼神互动是沟通的基础。在此基础上回应宝宝的需求,宝宝就会慢慢地学会说话了。

哪怕大人说的话宝宝听不懂,通过动作、表情等,他们也可以读懂大人的感情。这种快乐的亲子互动能够促进额叶的发育。

这个过程中,即便不使用宝宝用语也没有关系。只要用妈妈便于使用的语言,快乐地跟宝宝说话就可以了。

第 1 章 宝宝的睡眠与大脑

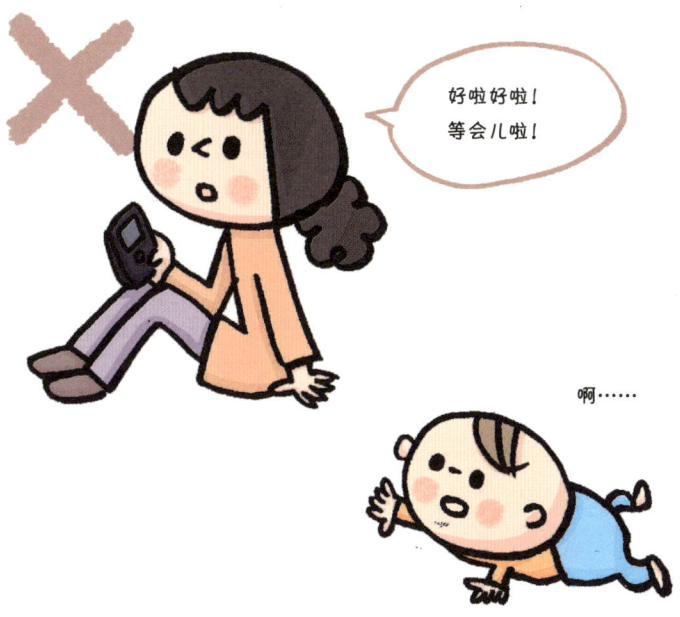

单方面的沟通方式,是不能促进宝宝额叶发育的。

促进大脑发育的窍门
④对宝宝"想尝试"的行为给予支持

有些宝宝会出现"说梦话、梦魇""半夜突然哭起来,哄也哄不住""一点儿声音就被惊醒""夜里多次醒来"的情况,很可能就是他们的大脑边缘系统过度活跃的缘故。

要想减少这一类夜啼,关键是不要刺激边缘系统。比如,白天没有让宝宝做自己想做的事或抢先阻止了宝宝做某些事,宝宝的意愿没有得到满足,就很容易刺激边缘系统,使之活跃。

为了防止这类情况发生,一定要弄清楚宝宝自己想要做什么。比方说,宝宝正在入迷地玩耍时,却被妈妈拿走了玩具,这时大脑里就会产生不满。其实,这种时候静静地关注宝宝才是最好的。

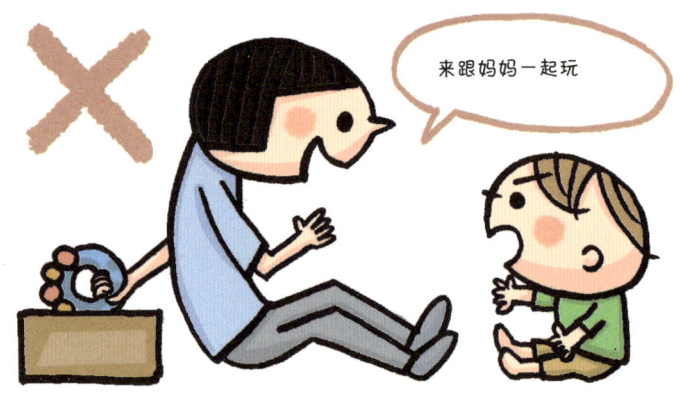

突然把玩具收走,会使宝宝的心理产生不满。

另外,外出去散步,当宝宝正对各种事物产生兴趣时,不要急着催他快点走,而应该耐心地配合他。

即使有些月龄的宝宝还听不懂话,但他可以从妈妈的举动和表情中读懂妈妈是否在生气,因此一定要用平和的语气跟宝宝说话。

如果遇到可能导致事故之类的危险情况,一定要告诉他"不可以"。这种时候,宝宝可能会立刻大哭,但只要把他抱在怀里或是换个游戏转移他的注意力,就可以很快让他的情绪稳定下来了。

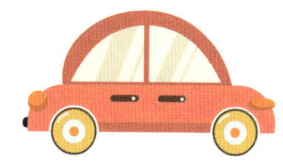

促进大脑发育的窍门
⑤ 1岁以后,尊重宝宝的自主行为

过了1岁以后,宝宝开始想要自主地做出各种行为。父母在一旁观察时很可能会感到担心,禁不住想要去帮他,但这种时候最好忍住。

因为,<u>自主做出这种"我要做"的行为正是促进额叶发育的大好时机</u>。我们要尊重孩子的好奇心,从穿衣吃饭一类日常小事开始逐步培养宝宝自主行动的能力。有以下关键3点:

1. 尽量不提出要求,让他自己思考

不去要求宝宝"要这样做""下一步是这个",而让他自己思考。比如,穿鞋子时,妈妈可以在一旁穿,示范给他看。

让宝宝
自己思考
才是
成长的关键

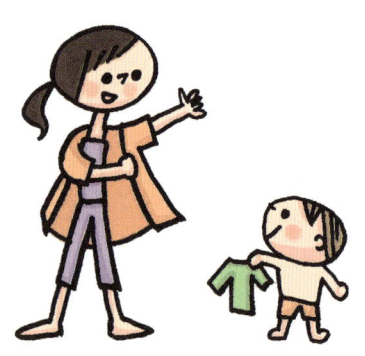

做给宝宝看,"是不是这样呀?"让他学会自己思考。

2. 做不到也要给予表扬

宝宝做不到的时候，一旦对他发火或是阻止他，就可能刺激到边缘系统，让它更活跃，从而起到反作用。即使宝宝做不到，也要承认他的努力，给予表扬，这样宝宝才会愿意继续尝试。

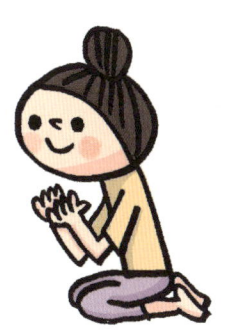

3. 留出充分的时间

一旦没能留出充分的时间，妈妈自己也往往容易变得焦虑，就会催促宝宝快点行动。我们应该在心理和时间都充分的情况下，淡定地关注宝宝的行为。

尽管宝宝一开始可能会失败很多次，但在不断试错的过程中，可以使宝宝的大脑额叶得到发育。

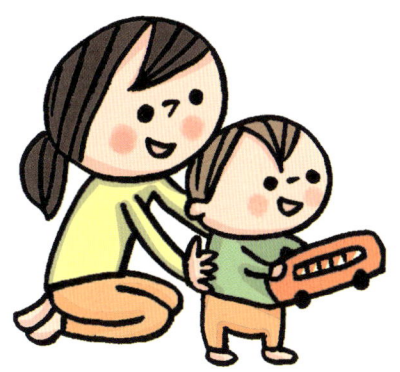

促进大脑发育的窍门
⑥ 不放任宝宝看电视或玩手机

如何处理宝宝看电视、玩手机的行为，这是最让妈妈们头疼的问题之一。日常生活中，往往是妈妈正忙着做家务，而宝宝却在一旁哭个不停。这时，只要妈妈打开手机，宝宝马上就不哭了。于是，妈妈很容易依赖这样的处理办法。

从婴儿大脑发育的角度来看，这种依赖电视、手机等电子产品来哄宝宝的方法是不可取的。

宝宝从出生10个月起，会对发光的物体、移动的物体等产生强烈的兴趣。一旦打开电视，看上去他们会立刻安静下来盯着电视。但是此时，宝宝仅仅是被电视画面吸引住，他的大脑的思考已处于停顿状态，主要是因为宝宝的额叶功能受到抑制。

有时，宝宝也可能是处于"不想看却停不下来"的状态。这种情况下，他的脑部发育就会受到影响。

也可能有的妈妈会认为，看电视可以帮助宝宝学习语言。遗憾的是，这种想法是错的。宝宝只有通过互动的方式才能学会语言，单纯让他看电视并不能提高他的语言沟通能力。

第 1 章　宝宝的睡眠与大脑

> **案 例**
>
> 小美妈妈买了一部 iPad。一次，她带 2 岁的宝宝出去吃饭时，宝宝不停地哭闹，于是小美妈妈就把 iPad 拿出来给她播放动画片，宝宝马上安静了。此后，每次宝宝哭闹时，小美妈妈就给宝宝看动画片。但最近小美妈妈也有不小的烦恼，宝宝总是不由自主地频繁眨眼、眯眼，注意力不集中。到医院检查后才得知是因为宝宝长期接触电子产品，刺激到了正在发育的眼睛，而且这种刺激甚至会影响大脑发育。

尽管如此，完全不让宝宝看电视也是不现实的。因此，一旦打开了电视，建议妈妈陪宝宝一起，边说话边观看。这样，电视就成了亲子游戏的工具，进而促进宝宝的额叶发育。这时候，妈妈要留意的是看电视的时间不要过长。

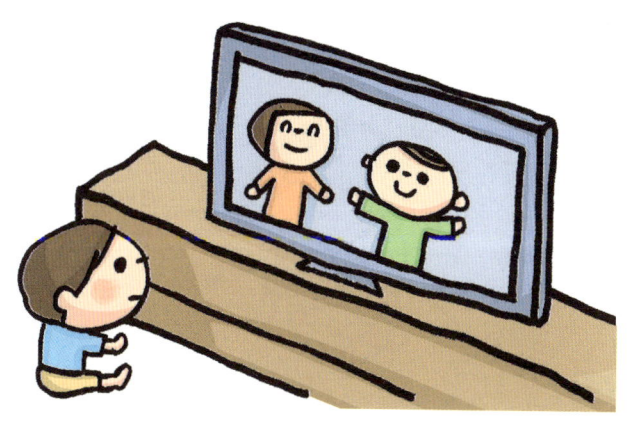

尽量减少宝宝独自看电视的时间。

促进大脑发育的窍门
❼逐步培养宝宝的忍耐力

要想抑制边缘系统过度活跃,尽可能地满足宝宝想要尝试的意愿是极为重要的。4个月~1岁左右,要通过读懂宝宝发出的信号,尽可能地让他们做自己想尝试的事情。

另一方面,也要通过逐渐让宝宝学会忍耐来锻炼额叶的功能。过了1岁以后,就要开始慢慢锻炼宝宝的忍耐能力了。

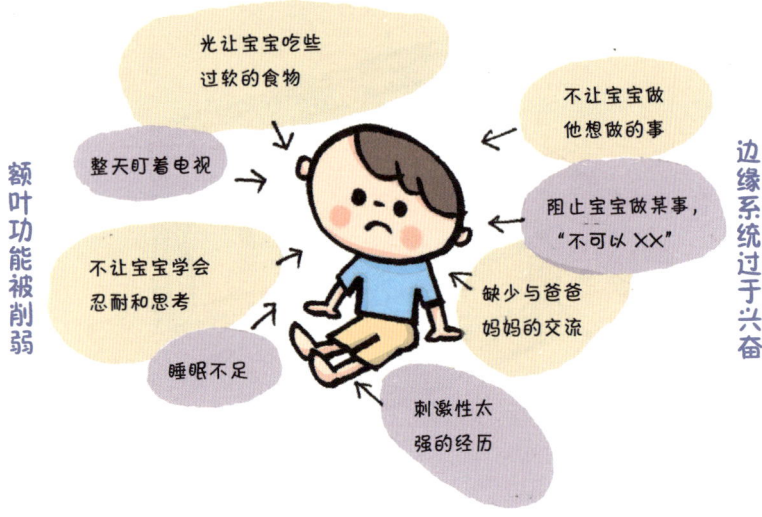

这样的习惯会给宝宝的大脑发育带来负面影响。

例如，妈妈感到宝宝正在做的事情将会有危险发生的时候，要清楚地告诉宝宝"不可以"。宝宝可能会因此而哭闹，这时可以通过抱抱来安抚宝宝的情绪，并在此基础上通过语言、手势等告诉他为什么不可以。

如果这种时候妈妈不加控制地发起火来，就会使宝宝因害怕而导致情绪不稳。大人最好先深吸一口气，让自己冷静下来。

另外，为了让孩子听到"不可以"的时候学会忍耐，平常就要把握机会表扬孩子或与孩子分享感受。注意对孩子所做出的尝试加以表扬，并且，要选择积极肯定的词语，比如，"宝宝好棒哦！"

因此，在教育孩子时，就要注意，批评与表扬要兼顾。这是促进大脑发育的关键点。批评的时候，一定要注意使用尊重孩子想法和人格的批评方式。批评完一定要记得对孩子进行反馈和表扬，"虽然刚才某某事做得不对，但是某某事做得很好"或是"下次这样做看看"。

专栏
睡眠不足对妈妈的大脑也会产生负面影响

睡眠不足会削弱额叶的功能。不论母婴,睡眠不足都可能导致情绪失控。妈妈会忍不住对哭闹中的宝宝发脾气,瞬间萌生放弃的念头,不想再照顾宝宝,这些都是大脑功能的自然反应。

只不过,需要注意的一点是,妈妈不要在宝宝面前哭泣或发火。因为宝宝时刻都会关注妈妈的表情,一旦从妈妈脸上读到生气或伤心的表情,宝宝也会变得不安,还可能因此哭闹得更加厉害,反过来又会让妈妈更加急躁……这样就形成了情绪上的恶性循环。

当急躁的情绪达到顶点时,妈妈可以把照顾宝宝的任务交给爸爸或是暂时离开卧室几分钟,做个深呼吸、喝杯水等,使自己的情绪放松下来。

第 2 章
有助于宝宝安睡的环境
An environment that helps babies sleep well

能让宝宝安睡的环境

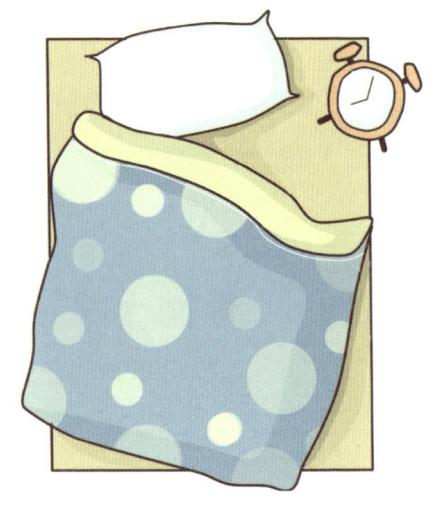

在你紧张地问出"宝宝为什么不肯入睡?""为什么会哭闹?"这些问题之前,请你先仔细观察一下宝宝及周边的环境。

虽然宝宝在夜里多次醒来属于很自然的现象(参见P004),但他们之所以迟迟不肯入睡,或是撒娇闹情绪,都是有原因的。

其中一个原因就是:环境不足以让人舒适地安睡。

哪怕是成人,想要入睡也需要一个舒适的环境。如果周边光线过于明亮,声音太过吵人,气温、湿度等过高,在这样的环境下成人都是难以入眠的。宝宝也是同理。

一旦周边环境的亮度、声音、气温、湿度,以及身体状态,甚至是睡衣、被子、枕头的状态有所"不适",都有可能导致宝宝无法入睡。宝宝哭闹不止,也许是想向大人传递这样一种信号:"我不舒服!"

第 2 章　有助于宝宝安睡的环境

舒适助眠的环境对于成人和宝宝来说，并没有太大差别。

营造可以让宝宝舒适香甜地入睡的环境，对于妈妈的睡眠也是极为有利的，因此我们要积极地营造出这样一种环境。

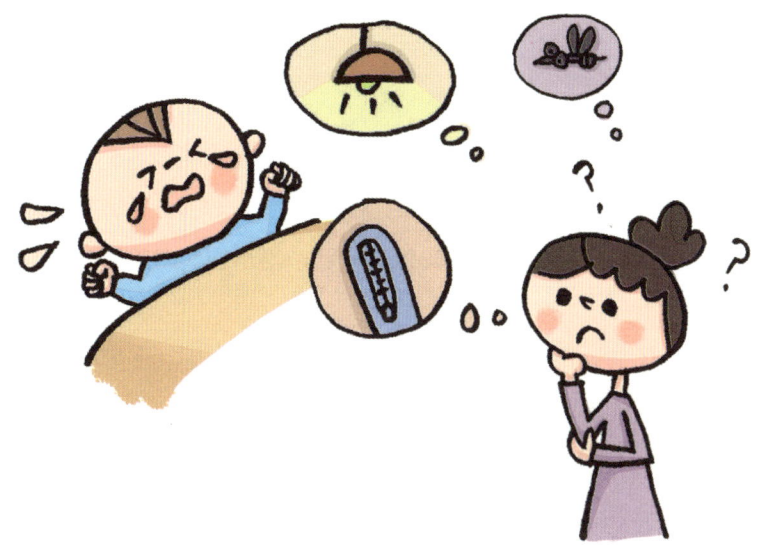

宝宝始终不肯入睡的原因也可能在于睡眠环境让他感到不舒服。

营造安睡环境
①（出生～3个月左右）把卧室里的灯光调暗

刚出生的婴儿，从妈妈黑暗、安静的肚子里忽然来到充满光、声音、人的外部世界，必然有些不适应。出生3个月内的婴儿啼哭，可以看作是因为"刚从妈妈舒适的肚子里来到外面的世界，不熟悉环境而导致的紧张"。

要消除这种紧张，营造出一种"更接近妈妈肚子里的环境"才是关键。这样，才能让婴儿充分地放松下来。

要模拟妈妈肚子里的环境，首先要注意的就是光线。一个原因是宝宝在妈妈肚子里时感受到的是一片黑暗，而明亮的空间显然不同于宝宝在妈妈肚子里的环境，从而造成宝宝不安，当然也无法入睡。

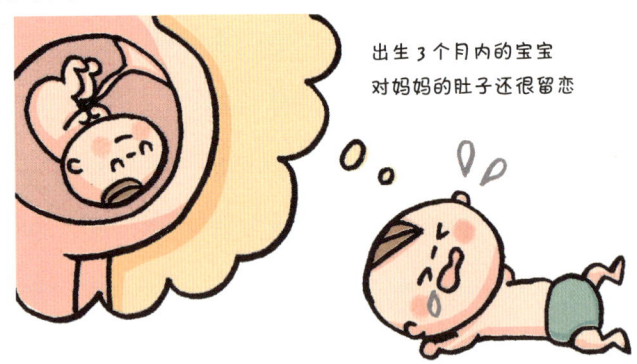

出生3个月内的宝宝对妈妈的肚子还很留恋

宝宝对妈妈肚子外面的世界还不能适应，因而会啼哭。

另一个原因是,一旦有了光线,房间里的一切都会进入宝宝的眼睛,就会形成更多的刺激。

因此,我们务必要把房间里的灯关掉。即使是半夜换尿布或是喂奶的时候也不要打开灯,可以在手边放个台灯,起到照明的作用。

另外,在入睡的宝宝旁边看手机也是不可取的。尽管手机的光线很弱,但在黑暗的房间里,光线一闪一闪的,同样对宝宝的睡眠有影响。

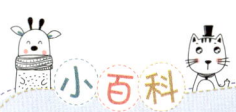

光感的敏感期(0~3个月)

光感敏感期处于宝宝出生后0~3个月,这时我们白天要拉开窗帘,晚上要关灯睡觉,让孩子适应自然的光线变化。光感敏感期是孩子视力发育的重要时期,如果此时期没有得到有效训练,孩子的视力将遭受不可逆的创伤。

建议:可以给宝宝多看黑白图。每次10~15秒,每天2次,距离宝宝眼睛30厘米左右,左右缓慢移动。

营造安睡环境
②(出生~3个月左右)用抱被把宝宝裹紧

在妈妈肚子里时,宝宝是被子宫壁紧紧包围着的。只要模拟出那种稍微紧包的感觉,就可以让宝宝安心地入睡了。方法很简单,只要用抱被或浴巾把宝宝的身体裹紧即可。只要把宝宝的双臂裹紧,宝宝就会感觉自己好像又睡在妈妈肚子里了。但需要注意的是,要给宝宝的双腿留出自由活动的余地。如果下半身包得太紧,有可能会造成宝宝髋关节脱位,这一点一定要注意。

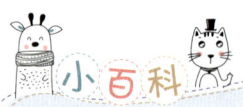
小百科

髋关节脱位

髋关节脱位是指大腿根部所在的髋关节分离的疾病,多半是因为婴幼儿时期的姿势不良所引发的。婴幼儿髋关节脱位是比较常见的先天性畸形之一,多见于后脱位,出生时即存在。发现有下列体征时应视为有先天性髋关节脱位的可能:①两侧大腿内侧皮肤褶皱不对称,患侧皮皱加深增多。②患者会阴部增宽,双侧脱位时更为明显。③患者髋关节活动少,活动时受限。蹬踩力量较健侧弱。常处于屈曲位,不能伸直。④患者肢体短缩,牵拉患者下肢时有弹响声或弹响感,有时患者会哭闹。

第 2 章 有助于宝宝安睡的环境

包裹宝宝的方法：

① 把宝宝放在对折的被上。

② 拿起宝宝右肩膀侧的被角，裹住宝宝的身体。

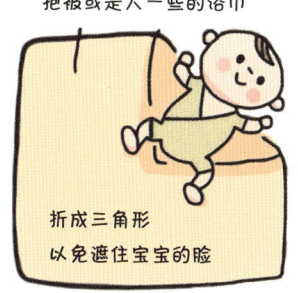

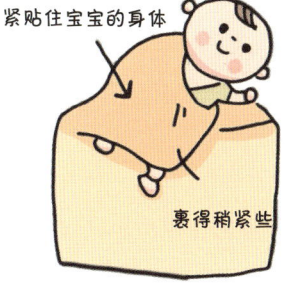

③ 提起右脚侧的被角，塞到左腋下。

④ 提起左肩侧的被角，同样裹起来。

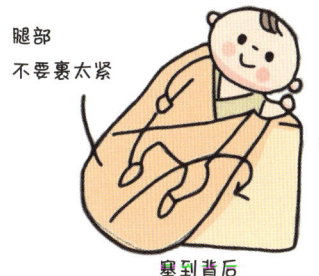

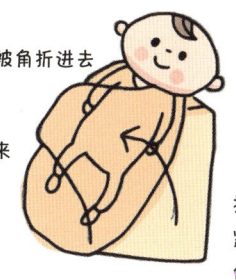

⑤ 提起左腿侧的被角，包住上半身，腿部不要包得太紧。

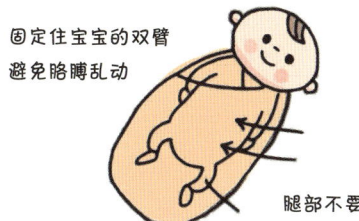

営造安睡环境
③（出生～3个月左右）轻轻地摇晃

宝宝待在妈妈肚子里的时候，是漂浮在羊水里轻轻摇晃着等待出生时刻来临的。对于过了10个月这种生活的宝宝来说，不一定习惯在出生以后躺在过于安稳的婴儿床上。

而夜间惊醒啼哭的宝宝抱起来哄睡以后，放回到床上时却又哭起来……开启这种仿佛"背上安有开关"的模式，也许正是出于以上原因。

0~3个月的婴儿，尤为喜欢轻轻摇晃的感觉。除了父母抱着摇晃、轻拍后背以外，也可以利用吊篮或摇篮来模拟婴儿最熟悉的摇晃感。

带电动摇晃功能的摇篮最为方便。采用手动摇晃时，要稍微用力，微微地摇晃，这样最符合宝宝的喜好。

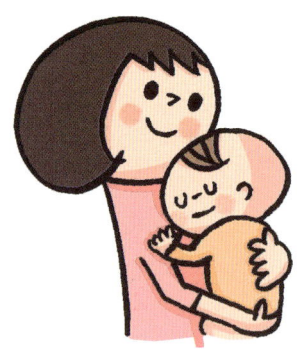

宝宝大哭不止时，也可以用稍快的速度轻拍他的后背，就可以使宝宝逐渐放松下来了。

第2章 有助于宝宝安睡的环境

采用"摇晃"方式时,也有妈妈担心会不会摇出"婴儿摇晃综合征"来。

案 例

近日,一则新闻报道,7个月大的宝宝成了"大头娃",检查发现该宝宝颅骨骨缝被血肿撑开约1厘米,原因是家长哄孩子摇得太过导致"婴儿摇晃综合征"。

所谓能够造成婴儿摇晃综合征的"摇晃"方式,是指激烈地摇晃婴儿的头,其标准为,"以每2秒钟5～6次的频率,迅速而强烈地持续15秒钟以上的摇晃"。

我们要清楚的是,轻轻地摇晃,或是使用婴儿摇篮是不会造成这种问题的。只是,要注意一点,抱那些脖子还不会用力的婴儿时,务必注意用手把住宝宝的头,避免强烈的摇晃。

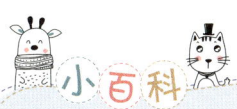

婴儿摇晃综合征

婴儿摇晃综合征是指瞬间以不当的方式剧烈摇晃婴幼儿,或长时间频繁地快速摇晃婴幼儿,对其脑部造成损害。虽然宝宝的大脑需要合适的摇晃、刺激,才能更好地发育。但婴幼儿大脑发育不完全,脑组织和颅骨间并无连接,颈部又欠缺支撑力,一旦受到不适当的摇晃、翻转,脑组织很容易受到撞击,使血管撕裂及脑神经纤维受损,导致孩子头痛、头晕、失忆及影响智力,严重者可能瘫痪甚至死亡。

营造安睡环境
④（出生～3个月左右）让宝宝听到白噪音

妈妈肚子里面绝不是个鸦雀无声的环境。其实，里面总是回响着巨大的声浪。这种声浪，其实是妈妈体内血流的声音。这种"哗啦哗啦"的声音一般称为"白噪音（white noise）"，其音量相当大，并且宝宝从早到晚都听得到。

据说，这种声音跟模拟电视（采用模拟信号传输电视节目，与"数字电视"相对应。）时代电视节目结束播放后发出的噪音很类似。此外，诸如收音机调频没能对准时发出的杂音、打开吹风机的声音、使用吸尘器的声音、把水量开到最大时的淋浴喷头的声音等，都类似于白噪音。

想想这些声音，就大概知道妈妈肚子里的噪音有多大了。整天被这种巨大声浪包围着的宝宝，一旦来到毫无噪音，太过安静的环境里，反而容易产生不安。

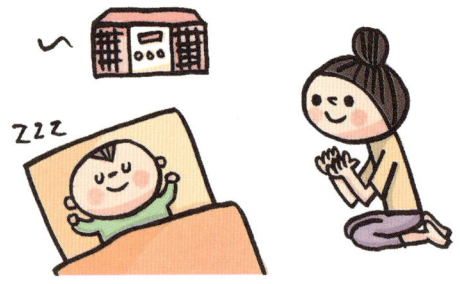

白噪音不会导致宝宝的听觉异常。

第 2 章 有助于宝宝安睡的环境

利用这一原理，当宝宝哭泣时，只要在他耳边发出"嘘——"的声音，就可以使他放松下来，停止哭泣。这个办法对于 3 个月以内的宝宝最为有效。家长还可以通过多种途径将白噪音收集起来，例如，网站、CD、能够录音的公仔等。

虽说大一些的噪音比较有效，但电视或其他电子产品的声音是没有用的。在安静的屋子里能够听到和妈妈肚子里一样的声音，才是宝宝最喜欢的状态。

顺便提一句，有报告显示，白噪音对于成人也同样有集中注意力、放松心情、帮助睡眠等效果。

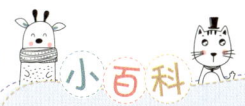

白噪音

白噪音：是指一段声音中的频率分量的功率在整个可听范围（0～20kHz）内都是均匀的，即没有任何起伏变化的噪音。白噪声听上去像下雨的声音，或者像海浪拍打岩石的声音，再或者像是风吹过树叶的沙沙声。

新生儿刚刚离开妈妈的子宫，陌生的声音会令他们感到烦躁不安，而白噪音与他们熟悉的子宫里的声音有相似之处。对于新生儿的父母来说，利用白噪音使婴儿停止哭泣是一个很有效的声音治疗方法。

营造安睡环境
⑤（出生~3个月左右）使用安抚奶嘴

宝宝在妈妈肚子里的时候就经常吸吮手指。这种现象被称为"吸吮反射"，宝宝吸吮手指是为出生以后吸吮母乳做好准备。

而实际上，这种吸吮行为也有着缓解不安、稳定情绪的效果。当婴儿发出吸吮动作时，可以让自己放松下来。可是，尽管这种吸吮动作在妈妈肚子里就开始了，却要到出生3~4个月后才能达到熟练。

而这里要派上用场的，就是安抚奶嘴。也许有人会担心使用它可能导致宝宝牙齿排列不齐，但日本小儿牙科学会的报告表明，"因使用安抚奶嘴而导致牙齿不齐，主要是2.5岁左右乳牙长齐之后还继续使用造成的"。因此，3个月以内的婴儿，在睡前使用完全不会有问题。只不过，一旦用惯了安抚奶嘴，戒掉便会很难。随着宝宝年龄的增长，要逐步更换成其他的助眠工具。

使用安抚奶嘴，需要注意以下事项：
- 过了1岁以后，开始学说话的时候，不要再经常使用；
- 为不影响牙齿排列，最晚在2.5岁左右就要停止使用；
- 使用安抚奶嘴时，也不要忘了哄宝宝，跟他说话；
- 不要单纯依赖安抚奶嘴，最好多准备几样助眠工具。

第 2 章 有助于宝宝安睡的环境

营造安睡环境
⑥ 让卧室成为一个好玩的空间

出生 4 个月以后，宝宝开始萌生自我意识，懂得很多事情了。有些宝宝开始不喜欢睡觉了。"爸爸妈妈还没有睡，不想一个人睡""睡觉的屋子不好玩"等，这些情绪会导致宝宝不肯入睡，甚至啼哭起来。

要解决这些问题，最好让睡觉觉的地方变得能让宝宝感到"这里好好玩！""好特别！好喜欢！"

这并不是说需要夸张到去改造卧室，或是更换卧室里的图案等。只要稍微制造一些理由就可以了，例如，"到睡觉觉的房间里就可以听故事啦""去那里就可以见到好多喜欢的东西啦""到房间里就可以看到陪宝宝睡觉觉的小伙伴啦"等。或者，让宝宝意识到那里也可以是个能跟妈妈撒娇的地方，"到了被窝里，妈妈就会抱抱我啦"。这样，宝宝就会逐渐乐意到睡觉的屋子里去了。

也可进行睡前游戏，不过，要是跟妈妈玩些"挠痒痒"之类的游戏，宝宝就会兴奋起来，反而更加难以入睡了。

睡前游戏应该做些安静的、能够稳定情绪的活动。比如，读读绘本、说说话等。也可以拿公仔、娃娃之类的玩具吸引宝宝入睡，"宝宝困啦，要睡觉觉啦，一起睡呀"。说话的时候，最好小声一些，轻柔一些。最理想的效果，就是让宝宝不知不觉地进入梦乡。

营造安睡环境
⑦准备几样"陪宝宝睡觉觉"的物品

这些物品包括宝宝不管到哪里都不肯离手的公仔或是汗巾。它们被称为"转移对象",可以在宝宝从与妈妈的二人世界到适应外部环境过程中起到转移作用。这些转移对象在宝宝睡眠的时候,也可以起到陪伴宝宝,使之安心入眠的作用。

宝宝有时候会在夜里醒来,但只要看到这些物品摆在旁边,就不会感到害怕,可以重新入睡了。

而这些陪宝宝睡觉觉的物品,不仅对宝宝有用,对于绞尽脑汁哄睡宝宝的爸爸妈妈来说,也绝对称得上是可靠的帮手。

在宝宝出生 10 个月以后,这些陪宝宝睡觉觉的物品才能够发挥效果。这个月份之前的婴儿,有没有这些物品,差别并不太大。尽管如此,正因为有了这些长期陪伴在身边的"小伙伴",宝宝才可以放松下来。4 个月以后,妈妈就可以在哺乳时把它们放在自己和宝宝中间,或者,妈妈随身携带,让它们沾上自己的气息,这样就可以让宝宝有放松感和陪伴感了。

这些"陪宝宝睡觉觉"的物品,建议最好是些巴掌大小的汗巾或睡午觉用的毛巾毯,以及成人手掌大小的公仔之类的柔软的玩具。

要注意的是,还不太会翻身的宝宝入睡以后,务必要把这些

第 2 章　有助于宝宝安睡的环境

物品放得稍远一些，以免捂住宝宝的口鼻，导致窒息。

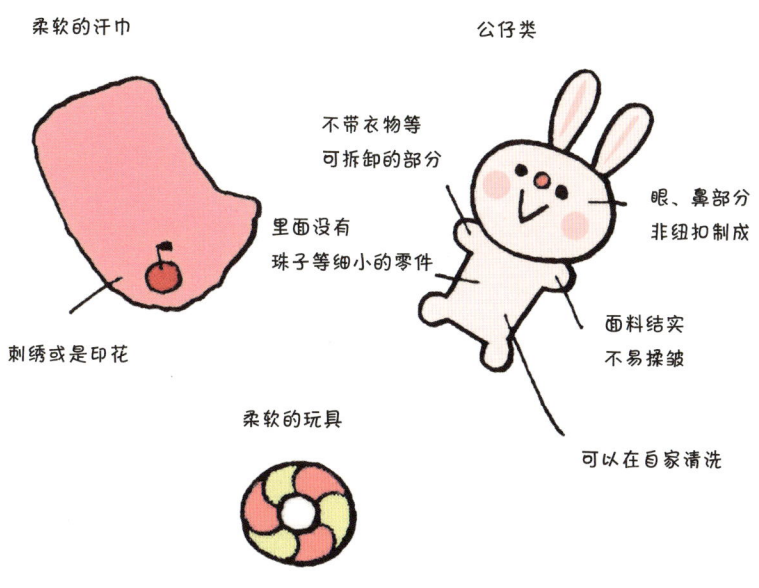

适合陪宝宝睡觉觉的物品。

营造安睡环境
⑧打开空调，调到"舒适的温度"

人的体温会在醒来前2~3小时左右，即黎明时分达到最低，晚6时左右达到最高，之后又逐渐下降。这是人体体温的一种变化模式。夜间睡眠时体温下降得越快，深睡眠的时间就会越长。

可是，婴儿时期尚不能达到这样一种变化模式。宝宝能够达到跟成人一样，在醒来前、白天以及睡前有这样的体温变化波动，要等到1~2岁。在此之前，仅限于"哺乳时体温升高，睡眠时体温下降"。甚至，即便在形成体温调节机制之后，**宝宝仍不能像大人一样完成体温调节，对冷热的反应也不完全**。

婴幼儿一天内的体温变化曲线

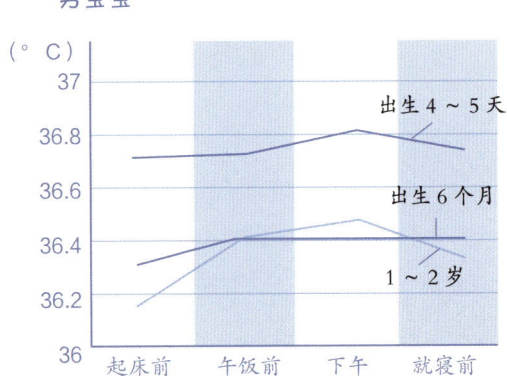

第 2 章 有助于宝宝安睡的环境

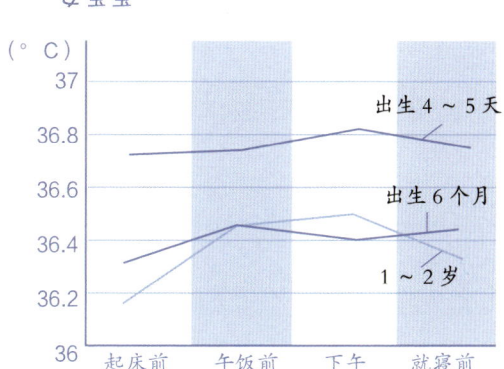

(摘自巷野等人《健康婴幼儿体温研究》，厚生省幼儿保健环境研究班，1979)

新生儿的体温会因啼哭、哺乳等原因有所变化，从 1~2 岁起，一天内的体温变化曲线会开始出现高低起伏。

而且，"热得睡不着""冻醒了"之类的情况，成人与婴儿都是一样的。也正因此，通过空调等手段有效地调节室内温度，才能保证睡眠的舒适安稳。

<u>宝宝感觉舒适的温度，夏天可以在 25 摄氏度左右。要保证与户外空气的温差</u>在 5 摄氏度上下，空调的风也不要直吹宝宝。冬天可以在 20~25 摄氏度之间。像电热油汀、电暖炉等不会造成空气污染，更适合给宝宝使用。湿度一整年都保持在 50%~60% 较为合适。

营造安睡环境
⑨ 选择舒适的床上用品和睡衣

能否舒适地安睡,还有一个重要因素:被褥、睡衣等床上用品是否舒适。这一点大人跟宝宝没有差别。父母一定要为宝宝认真选好床上用品。

被褥

选用被褥的基本原则是褥子要稍硬些,被子要轻便些。轻飘飘的羽绒被等很容易捂住宝宝的口鼻,应当尽量避免选用。寒冷的天气也不要多盖几层被子,最好在睡前用暖水袋提前把被窝暖好,这样宝宝更易于入睡。

枕头

宝宝还不会翻身以前,可以不使用枕头。要用的话,推荐使用甜甜圈形状的枕头,可以保护头型,防止偏头。但当宝宝侧卧或俯卧时,要把枕头撤掉。不满 6 个月的宝宝俯卧睡眠时,妈妈一定要在一旁仔细观察宝宝的呼吸。一旦宝宝睡着了,就要把睡姿调整成仰卧。

睡衣

一旦宝宝贴身的睡衣浸了汗,就要赶快更换。睡衣最适合的材质是吸汗性好、适合每天洗涤的 100% 纯棉。夏天选择薄一些的长睡衣比短睡衣更合适,既可以吸附全身的汗,又能预防生痱子。

第 2 章 有助于宝宝安睡的环境

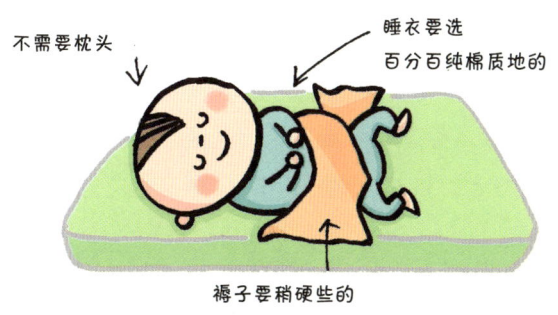

出生6个月内的宝宝枕边不要放置材质轻飘飘的枕头或是公仔等,以免发生窒息。

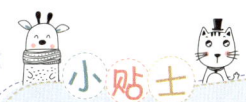

怎样让宝宝的头型更好看

①更换方向:不断改变宝宝睡觉时脸的朝向,或者定期让宝宝在婴儿床的另一头睡(如果宝宝会习惯性地朝向房间的同一边)。

②抱起宝宝:在宝宝清醒时,多抱抱他,或者放在摇篮、摇椅、背带、座椅上,可以减轻对头部的压迫。

③多练习趴姿:在有看护的前提下,让宝宝多练习趴在较硬的表面(地面)上玩耍。

④想想其他创造性的办法:你可以把宝宝放在某个可以观察你的动作或听到你的声响的地方,让他不得不转过头来看你;也可以挪动小床的位置,让他换个角度看东西;但不要在床上放置枕头或其他柔软的床品。

营造安睡环境
⑩被褥要保持清洁

据说,由于宝宝还不能完成良好的体温调节,他们的汗量一般为成人的2~3倍。被褥会吸掉大量的汗,一定要注意保持被褥清洁。

褥子

天气好的时候将被褥多拿出去晒晒。套着被罩拿出去晒就不会碰到里面的褥子。天气不好或是忙得没时间的时候,把被褥搭在婴儿床的栏杆上,也可以起到一定的除湿效果。还可以使用被褥干燥机。

褥子在洗过之后,有可能无法全部干透从而发霉。因此,在褥子上铺上一层垫子,不光可以吸汗,宝宝尿湿以后也可以轻松地洗净。

被子

被子也要趁晴天时多拿出去晒晒。大部分被子自己在家都可以清洗。洗涤时,可以在30摄氏度温水里放入中性洗涤剂,充分溶解后,以按压方式清洗。或是放到洗衣机里,选择"干洗""洗毯子"的模式清洗。毯子也可以用同样方式清洗,但羊毛毯需要注意看一下洗涤说明。

被罩类

被罩、床单等可以尽量多准备一些,随时清洗,保证清洁。

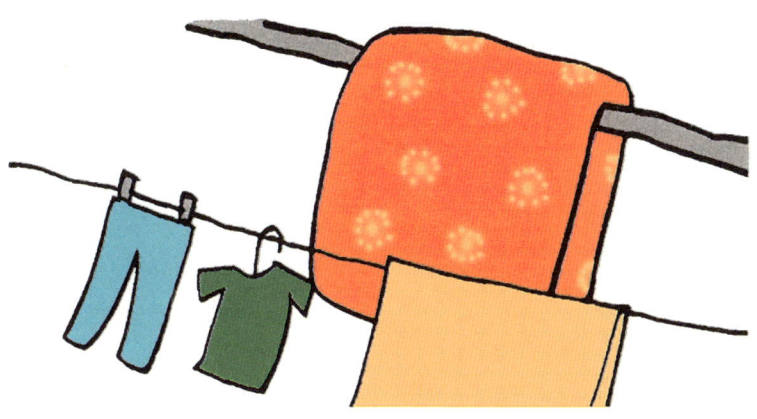

要养成习惯,晴天时多把宝宝的被褥拿出去晒晒。全新的衣物和被套等需要清洗过再使用。洗涤时注意不要使用柔顺剂。

选择睡前绘本

为宝宝读绘本,不仅可以增加亲子共处的时间,还能培养宝宝的好奇心、激发宝宝的兴趣,对开发大脑有着极好的效果。

睡前读绘本时,绘本的选择和读绘本的方法,都需要下功夫好好琢磨一下。

比如说,那些让人兴奋激动的故事内容会让宝宝兴奋起来,越发不想睡觉了。色彩丰富的绘本也要从睡前绘本里排除。

最适合的是内容较为温馨安静的绘本。比如,绘本里提到"睡觉觉"的故事,由于里面的人物要睡觉觉了,也会让宝宝受到催眠,慢慢地进入梦乡。

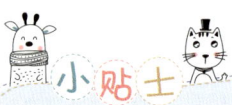

关于读睡前绘本的小贴士

①平静地、小声地读。

②慢慢地,读得越来越平淡。抑扬顿挫、声情并茂在这里是不需要的。

③等宝宝呼吸平缓以后,可以放慢语速。

④读绘本时,房间里灯光尽量暗一些(手边放个照明灯会更方便)。

第 2 章 有助于宝宝安睡的环境

同时,"睡觉觉""咕噜噜"一类的叠词也会形成催眠的节奏。关键是,绘本的色彩要柔和,故事的气氛要安静。

内容稍稍有些单调无聊的故事更适合做睡前绘本。而且,故事结尾是大团圆的更适合。此时,可以恰到好处地来个总结"好啦,放心地睡觉觉啦",这样宝宝就可以安心地入睡了。从下一节开始,我会介绍一些睡眠治疗师三桥美穗按年龄选出的睡前绘本。您可以从中找出一本能让宝宝安然入睡的。

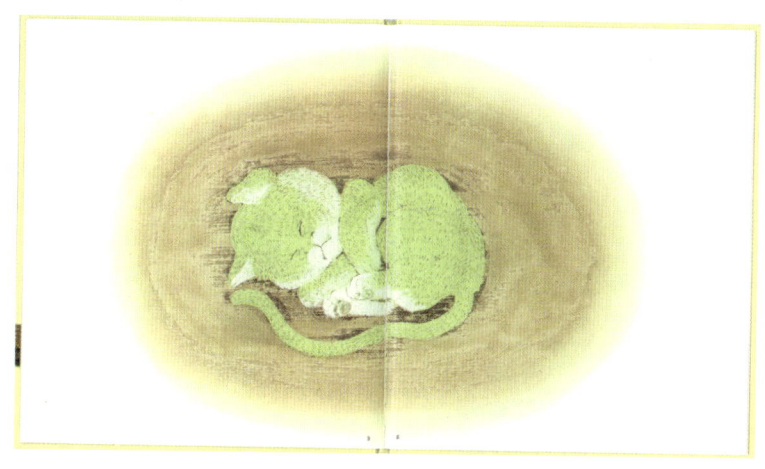

睡眠治疗师三桥美穗精选出的睡前绘本

0岁~

此时,宝宝还听不懂大人说话,反应不多也属于正常。但对于"声响"和"色彩",他们已经可以在某种程度上感知到。建议选择语言节奏悦耳的绘本,声音平稳、语速缓慢地读给宝宝听。

《月亮,晚上好》

林明子 著

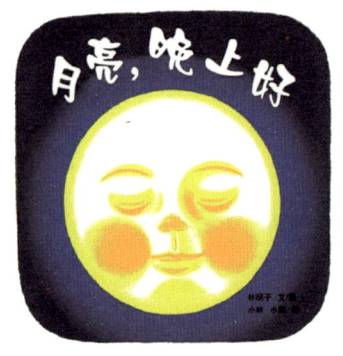

幼儿会非常喜爱表情如此温柔的月亮。通过富有节奏的文字和表情变化,互道一声"晚安",这样一个温柔的世界最适合出现在睡前的时间了。读前跟宝宝一起说声"晚上好",读完再一起说声"晚安啦"。

第 2 章 有助于宝宝安睡的环境

《小蓝和小黄》

李欧·李奥尼 著

画面的色彩优美简洁,故事的含义却相当深远,甚至会让大人也陷入沉思。内容的展开起于爸爸妈妈不懂自己的想法,这事让人十分担心,但最后的结尾终于让人放下心来,"太好啦"。读完也非常适合在这个时候说一声:"好啦,可以睡觉觉啦。"

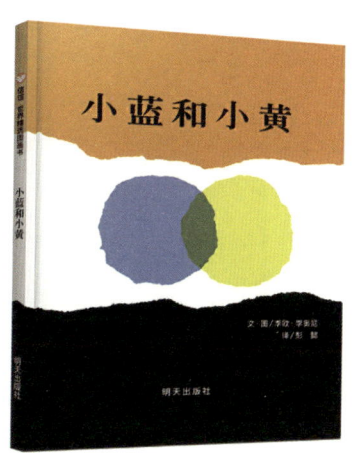

《睡着了》

松谷美代子 文 濑川康男 图

故事里出场的动物全都闭着眼睛,很快就要进入梦乡,"睡着了""闭上眼,睡着啦"。故事的节奏舒缓,好像摇篮一般。宝宝也会跟书里的动物一起,慢慢地产生睡意。

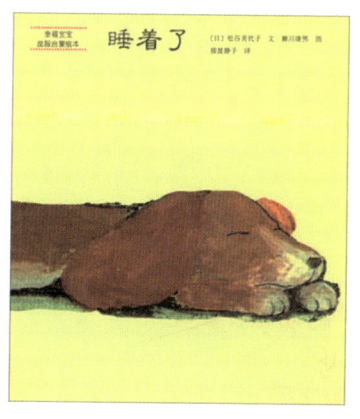

《噗~噗~噗》

谷川俊太郎 文　元永定正 图

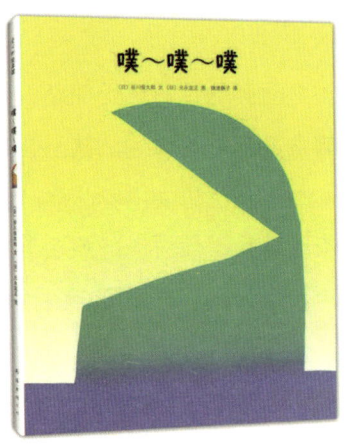

"噗""噜""啪嚓",书中全是极简单的象声词。这样一本"无字天书"却能深深吸引幼儿的心。绘本中节奏优美的语言,简单明快的色彩,可以使宝宝迅速进入书中的世界。读的时候要充满感情。

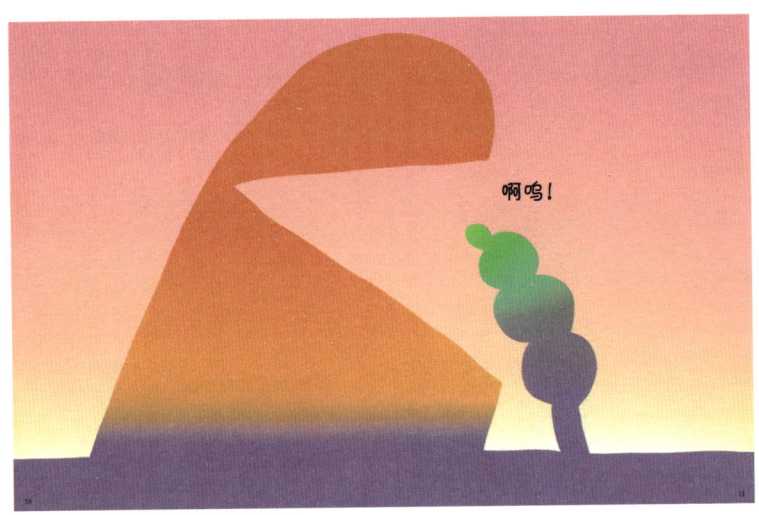

第 2 章 有助于宝宝安睡的环境

1、2 岁~

过了 1 岁以后,宝宝慢慢可以听懂说的话了。可以试着跟他一起指认物体。2 岁以后,就可以根据绘本的内容对话了。这些绘本都是能让宝宝与主人公一起体验幸福,安心入睡的内容。

《哪个小孩还没睡》

濑名惠子　著

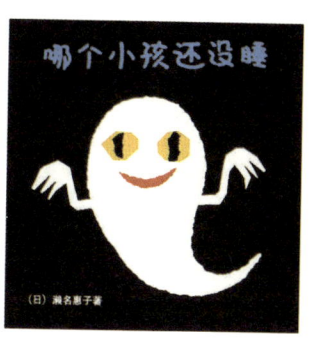

故事的内容是"不睡觉的小孩会变成小幽灵"。宝宝们虽然会有点害怕,却很喜欢这样的小幽灵。不过,千万不能用可怕的声音吓唬他说,"你不睡觉也会变成小幽灵的哟!"一定要用温柔的声音、平稳的语调读给宝宝听。

《睡前"读一读"》

马修·布莱斯　文　　两角敦子　图

工藤直子　译

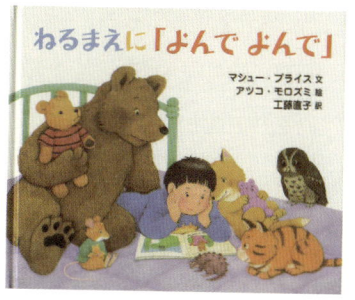

这本绘本里一共有五个小故事。建议读的时候先问一句,"今天要讲哪个故事呀?"讲故事的节奏动听,故事的图案优美,可以促进宝宝的情绪稳定。读完别忘总结一句:"好啦,睡觉觉吧。"

3、4岁~

宝宝过了3岁后就能够听懂简单的故事,终于可以亲子一起享受绘本的世界了。等到了4岁以后,就连那些复杂的故事都可以听懂了,建议选择那些与朋友、家人等相处的故事来打动孩子的心灵。

《晚安,月亮》

玛格丽特·怀兹·布朗　文
克雷门·赫德　图

这个故事讲的是,小兔子在睡前对房间里的所有事物,包括从窗外看到的东西,一一道过晚安后,就睡着了。这个故事可以平缓地催生宝宝的睡意。

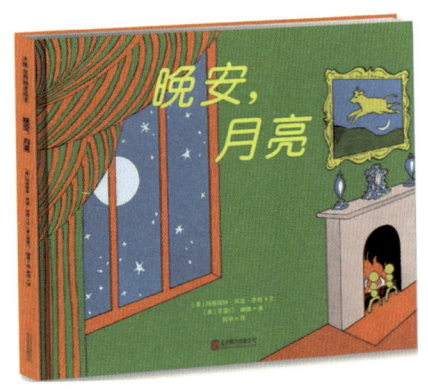

第 2 章 有助于宝宝安睡的环境

《你们都是我的最爱》

山姆·麦克布雷尼 文

安妮塔·婕朗 图

哄熊宝宝们睡觉的时候,爸爸妈妈都会对三只熊宝宝一一说句"你是最最棒的熊宝宝!"可是,究竟谁才是最最棒的呢?这是一本能够消除宝宝不安情绪的绘本。读完,就可以对宝宝说一句,"晚安啦,我的宝贝"。

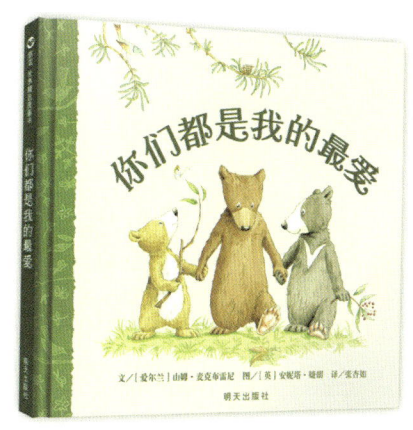

《小夜熊》

酒井驹子 著

宝宝听了这个故事,也会为小熊找妈妈的事胸口一紧吧。想要帮助小熊的善良男孩,夜色中紧张的小熊,每一样都能让宝宝投入故事情节。最后的大团圆结局会让宝宝放心地入睡。

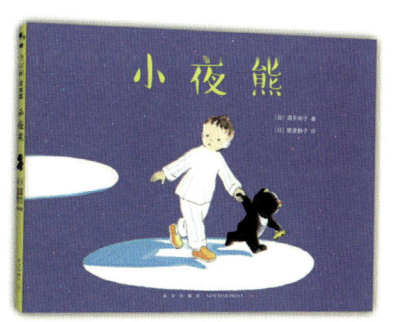

《蚕豆大哥的床》

中屋美和 著

蚕豆大哥爱护着自己的宝贝床，谁也不让睡。故事里有看到床时，蚕豆大哥的朋友一脸好奇的样子；有这张床不见了时，蚕豆大哥着急的样子。"借给我。""不借！"小朋友们应该常常会遇到这样的事情，对故事内容也一定很容易理解。在故事的结尾，大家一起睡在床上的画面很温暖。

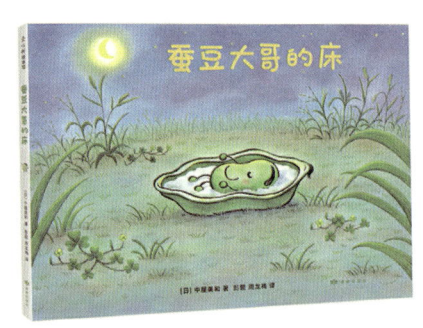

《好困好困的故事》

尤里·舒利瓦茨 著

在一片暗淡的色调当中，家具、餐具，每一样看上去都好困好困。"桌子好困！""盘子好困！"只要一个个看到这些事物的表情，自己也会忍不住好困好困。爸爸妈妈还可以在卧室里指着某些东西说，"XX好困！"

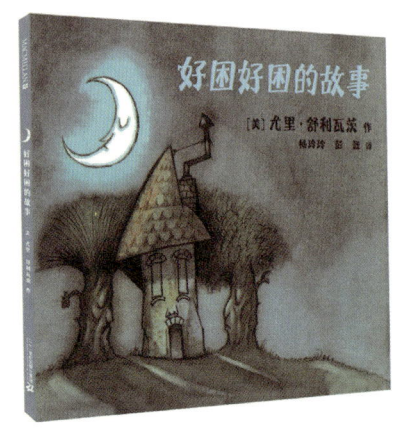

第 2 章 有助于宝宝安睡的环境

《晚安，小猩猩》

安德鲁·达多 文　艾玛·基 图

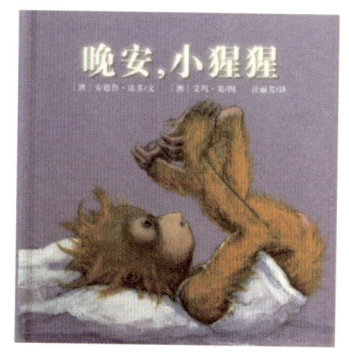

故事里，小猩猩学着对自己的脚丫、屁屁、耳朵，一个个地道晚安。爸爸妈妈可以一边读着，一边对宝宝的身体说声"晚安啦"，让宝宝和小猩猩一起入眠吧。

《永远爱你》

罗伯特·蒙施 著

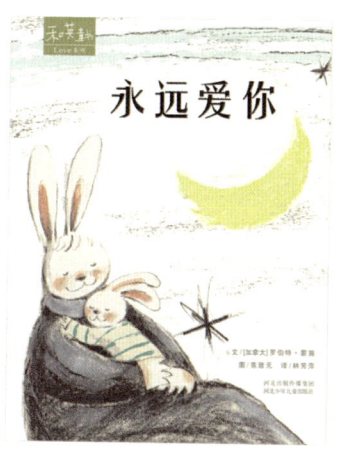

这是一本描写母亲永远爱孩子的绘本。故事可以治愈妈妈们焦虑的心情，表达母爱。书里的故事可以改变卧室里的氛围，营造出温馨平和的睡前环境。也可以让宝宝真实地感受到母爱的力量。

《14只老鼠的摇篮曲》

岩村和朗　著

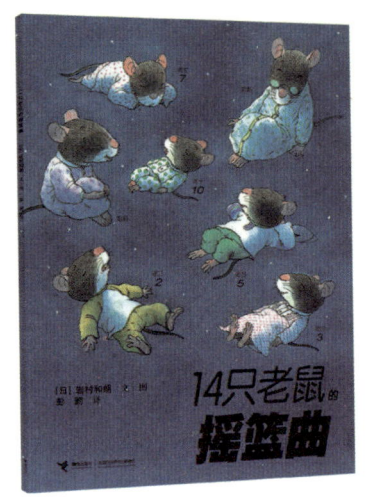

这个绘本是讲 14 只老鼠傍晚做完一件件事情以后入睡的故事。画面中还包括了很多细节部分,可以跟宝宝一起找出来,然后说声"啊,这里还有 XX!"这样一本温馨的绘本,可以让宝宝在小老鼠的陪伴下慢慢地入睡。

《吃噩梦的小精灵》

米切尔·恩德　文　　安娜格特·富克斯　图

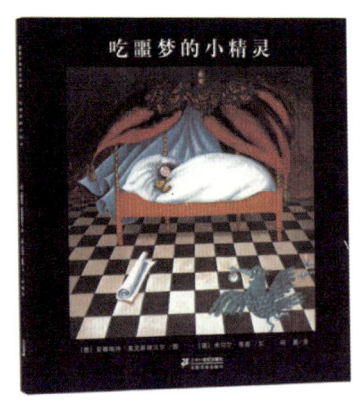

在睡梦国里,睡得最好的人才能当上国王。为了帮助总是做噩梦的公主,国王亲自出发去寻找解救办法。在这本绘本里面,所有的情节设计都非常适合哄睡宝宝,相当棒。怕做噩梦的时候,只要念起小精灵教的咒语,宝宝就可以做个美梦啦。

《猜猜我有多爱你》

山姆·麦克布雷尼 文

安妮塔·婕朗 图

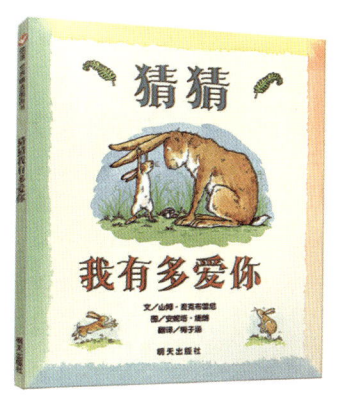

　　这是一个两只兔子互相猜对方有多爱自己的故事,内容简单,却温暖人心。结尾处大兔子紧紧抱着睡着了的小兔子,这幅爱的画面会让大人也感到幸福的力量。

《不不园》

中川李枝子 文　　大村百合子 图

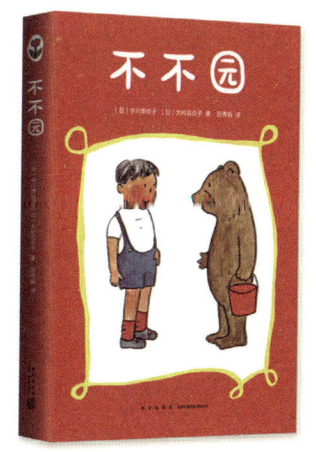

　　本书以一个名叫小茂的上幼儿园的男孩为主人公,讲述了七个小故事。书里面描绘幼儿园生活的插画也十分有趣。书中故事往往以"今天啊,幼儿园里面……"做开头,每次可以在睡前讲一个小故事,刚刚好。

《小兔子睡不着》

卡尔-约翰·福森·埃林 著

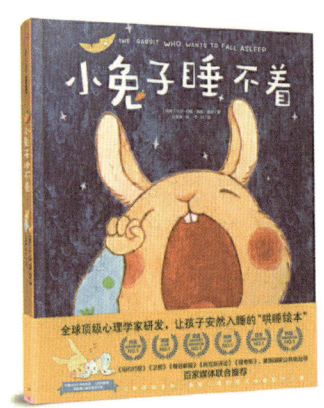

故事讲述了一只想睡觉却睡不着的小兔子罗拉和宝宝(读的时候换成自己宝宝的名字)一起去找会魔法的哈欠叔叔的故事。故事的节奏十分舒缓,宝宝听着听着就会渐渐睡着了。

《小象睡不着》

卡尔-约翰·福森·埃林 著

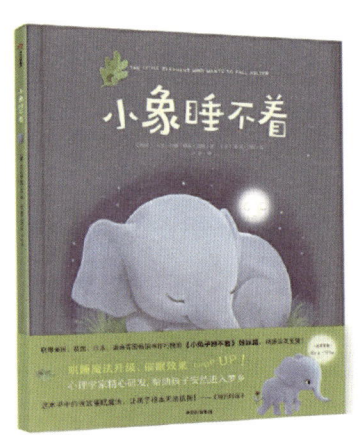

这本书是为听了《小兔子睡不着》还是睡不着的,或不喜欢《小兔子睡不着》这本书的宝宝们打造的。本书讲述了小象爱兰和宝宝(读的时候换成自己宝宝的名字)一起穿越魔法森林的故事。接下来的问题是,宝宝会听到什么地方睡着呢?

第 2 章 有助于宝宝安睡的环境

《古仑巴幼儿园》

西内南 文　　堀内诚一 图

故事内容是孤零零的小象古仑巴不管做什么都遭遇失败，但最终还是找到了自己应该待的地方。这是个非常温暖的故事。当遭遇了许多悲伤经历的小象古仑巴最后获得幸福时，宝宝也可以安心地进入梦乡了。

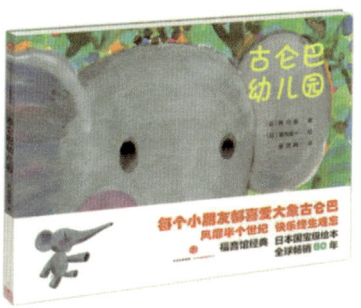

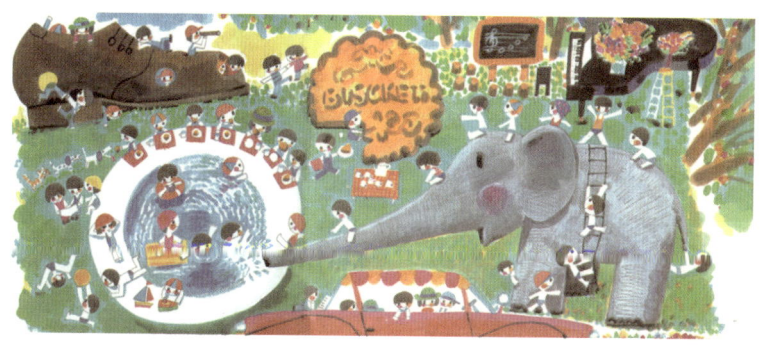

睡前"检查宝宝的身体"消除不适

宝宝入睡以前,要尽量消除引起不适的因素。每天都检查一下宝宝的身体,就能随时发现宝宝身上出现的各种变化。

- 尿布脏了→换上干净的尿布
- 喂奶时间过了太久→哺乳,喂饱宝宝
- 背上出汗→帮他擦掉汗换件衣服,或是减件衣服
- 手脚太凉→用手套、袜子、被子等进行调整
- 鼻塞→6个月以上的宝宝,可以涂上药膏改善鼻塞,或是帮他吸掉鼻涕,睡觉时垫高头部
- 皮肤因湿疹泛红→洗完澡为他抹上宝宝霜,做好保湿
- 发热→减件衣服,冷却头部,适当补充水分

夜间发热怎么办?

宝宝即便有些微热,但如果状态尚佳,可以入睡的话,就不要急着带到医院急诊处去检查。建议等到医院开诊的时间再带宝宝去儿科问诊。

但是,假如宝宝未满3个月,或是满3个月以上的宝宝一旦出现精神不佳、身体无力、尿不出、睡眠不好、不肯喝水等症状,需要立刻带到医院看急诊医生,也可以电话咨询小儿急诊医生。

逐渐告别边陪睡边哺乳的方式

很多妈妈都会在陪宝宝睡觉的时候顺便给宝宝哺乳。可是，调查数据显示，这样的哺乳方式会增加宝宝发生夜啼的次数。或许，这种习惯会让宝宝逐渐形成"妈妈不陪在一旁喂奶就不想睡觉觉"的依赖心理吧。

一旦睡眠与这种哺乳方式产生紧密关联，宝宝就可能不乐意一个人睡了。经常睡眠不足的妈妈，可以试着戒掉这种哺乳方式。

关键是，要改变睡觉觉与吃奶之间的关联。"妈妈喂奶"与"陪睡"不应当是同时发生的行为，应为宝宝培养出"喂奶"→"轻拍被子、肩膀等"→"睡觉觉"这样的习惯顺序来。

宝宝在夜里啼哭时的哄睡方法

·不要急着马上喂奶，首先找到宝宝啼哭的原因。
·如果是宝宝饿了，坐起来给他喂奶。
·宝宝开始迷迷糊糊时，把他放进被窝里，轻轻拍着被子或肩膀等哄睡宝宝（不能抱着哄睡）。

如果妈妈自己不觉得辛苦，就不需要勉强戒掉边陪睡边喂奶的方式。只是，妈妈一定要确保在喂奶的过程中自己不会睡着，以避免发生宝宝窒息等情况。

"抱起宝宝摇晃一阵"能够判断宝宝啼哭的原因

宝宝夜里啼哭时，可以轻轻地把他抱起来悠悠地摇晃一阵，或是走几步。这样做，可以判断出宝宝啼哭的原因。假如宝宝是因"不安"或"孤单"等心理上的不适而发出啼哭。这样抱起来摇晃一阵，多数情况宝宝就会停止哭泣，重新入睡了。

如果宝宝被抱起来轻轻摇晃一阵后还是啼哭不止，就可能是身体上的不适了。这时候就需要检查一下，宝宝是不是饿了，是不是尿布湿了，室内温度是否过高或过低，鼻塞了没有等。

假如把宝宝抱起来摇晃一阵后、检查身体后也没有什么不适，宝宝还是啼哭不止，你可能会禁不住发出疑问，"这又是怎么回事？"其实，这种情况也十分常见。有些时候，心理上的不适与身体上的不适混杂在一起，让人很难辨清状况。因此还是需要冷静下来仔细观察一下宝宝。

尤其是5~6个月以上的宝宝到了"认生期"后，如果被不熟悉的人抱起，他也有可能会继续啼哭。出现这种情况的原因在于"不想被不熟的人抱"这种心理上的不适。

要想判断宝宝啼哭的原因，前提是抱起他的人一定要是他熟悉的人。

第 2 章 有助于宝宝安睡的环境

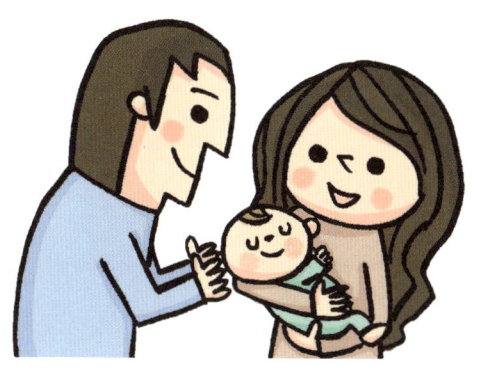

要由妈妈、爸爸等宝宝熟悉的人来抱抱。

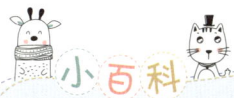

宝宝的认生期

① 小于 4 个月的宝宝。这时候的宝宝其实根本不会认生，他们对一切新奇的事物，就连对陌生人也会表现出很大的兴趣。无论谁逗，宝宝都会感到很开心，都会表现开心的状态。

② 4~5 个月的宝宝。对陌生人的出现会表现出很警惕的样子。还会来回地注视陌生人，会比较陌生人与妈妈的面容，对陌生人的注视时间会更长一点，而且会一直观察陌生人。

③ 5~7 个月的宝宝。在陌生人出现的时候，宝宝会出现明显严肃的表情和紧张的神态。

④ 7~9 个月的宝宝。面对陌生人的挑逗，宝宝会出现非常强烈的情绪，如大喊、大闹、大叫、大哭、躲避等，这时候需要妈妈好好安抚一下。

让宝宝懂得"一个人也不用怕"

宝宝到了睡觉时间还是不肯到卧室,除了可能因为"睡觉觉不好玩"以外,也可能是因为"害怕自己一个人"。

这种时候,如果对宝宝说,"不早点睡,妖怪就来啦""要有坏人来抓走你啦""(妈妈)拜拜啦"之类吓唬的话,就会适得其反。这样说只会让宝宝心里逐渐形成"剩下自己一个人好可怕"的观念,从而不肯自己睡,或是不乐意到卧室去。

为了避免发生这种情况,重要的是白天就要让宝宝懂得"只有自己一个人也不用怕"。例如,宝宝在房间里玩耍的时候,对他说一声"等妈妈一会儿",然后妈妈要躲起一小会儿。过一会儿妈妈再回来,表扬一下宝宝不哭不闹等待自己的表现。这个等待的时间可以逐渐拉长。这样,宝宝就会逐渐懂得"只有自己一个人也不用怕"。

值得注意的是,说完"等妈妈一会儿"以后,一定要回来。而且,回来后,一定要多多地表扬宝宝,"等妈妈啦,真乖!"

多次这样做以后,宝宝不仅会萌生出对妈妈的信任感,同时,还会对"独自一人"的恐惧逐渐减少。

第2章 有助于宝宝安睡的环境

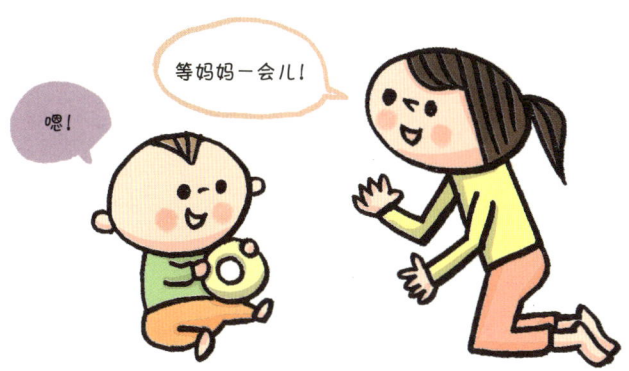

确保孩子一个人的时候是安全的,等他回答了妈妈再离开。

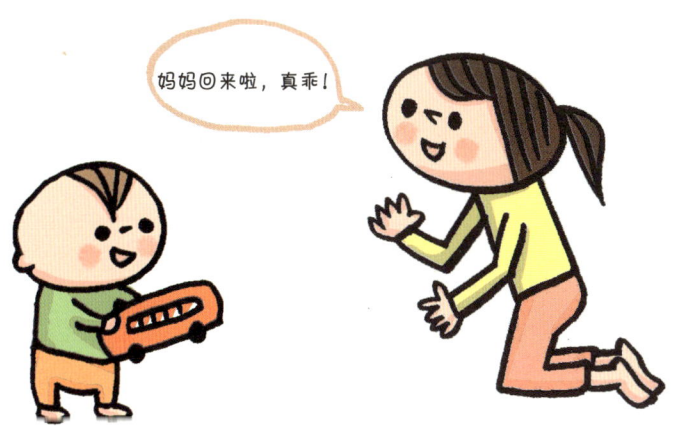

妈妈回来后,要及时和孩子打招呼。

专栏
检查一下卧室的环境

宝宝无法入睡,也许是因为卧室的环境不够舒适。我们需要检查以下几点:

· 被褥是否清洁?

被褥一旦太潮湿,宝宝会很难入睡。请务必经常晒被子、褥子或清洗被套。

· 婴儿床是否离房门和墙壁较近?

当家里人进出房间时,会有光线或冷空气等随之进出。床如果太靠近墙壁,很容易积存湿气,宝宝的床最好离开墙壁 10cm 左右。

· 空调的风是否对着宝宝直吹?

· 窗帘布是否太薄?

· 室内灯光是否太亮?

电灯泡等照明光线一旦射进宝宝眼睛里,很容易阻碍其入睡。推荐使用间接照明,或是在地板上摆放照明灯。

· 玩具是否已收好?

玩具要收好,放在宝宝看不到的地方。

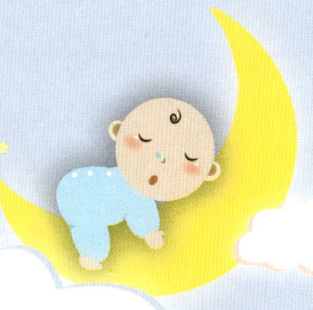

第 3 章
调整宝宝的生物钟

Adjust baby's biological clock

让宝宝学会区分"白天"和"夜晚"

你听说过"生物钟"一词吗？它是人一天的周期节奏，有了它，人体即便在无意识的状态下也可以在白天开启活动模式，夜间再切换成睡眠模式。然而，这个生物钟的节奏并非以 24 小时为周期。它与地球"1 天 = 24 小时"的节奏之间存在着错位。因而，假如单纯按照生物钟的节奏来作息，两种模式间的错位就会逐渐拉大，从而导致昼夜颠倒的情况发生。

可以帮助我们调整这种错位的，正是太阳的光线。当天亮以后，早晨来临时，透过窗户照进来的太阳光线会通过眼睛刺激人脑，启动人体的生物钟。于是，人体就可以随着地球的节奏感知"早晨"的来临，从而醒来。

宝宝出生之前一直待在妈妈黑暗的肚子里，出生 1 个月左右才能够分清时间。但也不可能立刻就培养出"早上起夜晚睡"的生活节奏来。正是因为如此，父母们教会宝宝懂得如何区分白天和夜晚是极为重要的。

首先，每天要在固定的时间把窗帘拉开，让阳光照进房间。爸爸妈妈通过这样的方式开始一天，会使宝宝懂得"亮了 = 早上到了 = 活动要开始了"。

第 3 章　调整宝宝的生物钟

打乱宝宝生物钟的生活习惯

- 早上过了 8 点以后还不叫醒宝宝。
- 晚上 9 点过后才就寝，导致入睡时间太晚。
- 在开着电视、电灯的房间里入睡。
- 经常待在采光不好的房间里。
- 宝宝夜里一哭闹，就打开灯让他玩耍。
- 一边玩智能手机，一边哄睡宝宝。

只要符合上述内容中的任何一条，就有可能打乱宝宝的生物钟。务必要调整生活规律，让宝宝安稳地入睡。

其次，让宝宝的身体感知"白天要活动，夜晚要静止"的模式，也是一个关键。务必要注意的是，如果总是重复上表中所列的习惯，就很容易导致宝宝的生物钟颠倒。

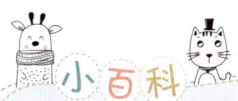

生物钟

生物钟又称"生理钟"，它是生物体内一种无形的"时钟"，实际上是指不同生物体内各种随时间变化而做周期性变化的生理、生化活动。例如，以 24 小时为周期的人的血压、体温等生理指标的律动，都是随地球的自转而产生的昼夜变化律动。这种地球上的生命随地球的节律性运动而表现出的律性现象就是我们通常所说的生物钟。生物钟控制着我们的昼夜作息，控制着我们的生理状态以适应日常中的不同阶段。合理的生物钟有助于调节睡眠模式、饮食行为、激素释放、血压和体温。

按照宝宝的月龄制定"睡眠时间表"

刚出生的婴儿,不睡觉的时候不是在哭就是在吃(母乳或是奶粉)。也就是说,他们一直在重复"睡眠、进食、啼哭"的模式。随着婴儿成长,"睡眠"时间开始统一,不睡觉的时候也会由"进食、啼哭"逐渐转为"进食、玩耍"。

让宝宝形成正确的生活规律,就是让宝宝正确地分清"睡眠、进食、玩耍"各时间段的区别。

其中,在低月龄相对容易控制的就是"进食"。一旦控制好了进食(哺乳),宝宝的生活就会变得规律起来,夜间也容易睡得安稳香甜。

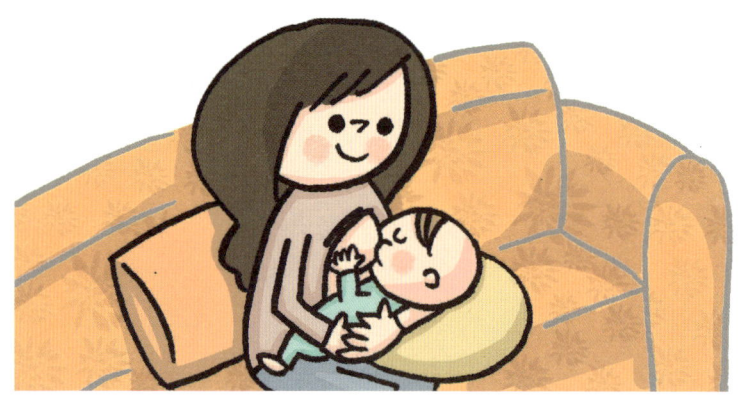

只要哺乳的时间有规律,宝宝的生活节奏就会规律起来。

第 3 章 调整宝宝的生物钟

对于各个月龄不同的哺乳/进餐时间表,从 P078 起会做详细说明。

所有月龄都要以"白天充分哺乳,夜间(睡眠期间)少量哺乳"为基本原则。宝宝出生 2 个月后,早 7 点起床,晚 7 点睡觉是最理想的作息时间。如果做不到,也务必要在晚 9 点以前把宝宝哄睡。

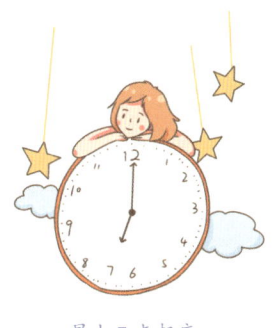

早上 7 点起床

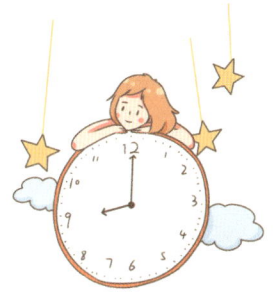

晚上最晚 9 点睡觉

以上时间安排仅供参考,也可以根据宝宝实际的身心健康状况随机应变,不需要太教条。

睡眠时间表（0~1个月）

0~1个月的宝宝还不能区分白天和夜晚，大可不必考虑生活规律的问题。

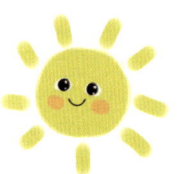

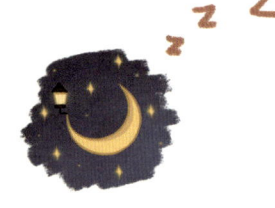

首先，妈妈自己恢复好身体才是重中之重。如果想用自己的奶水哺乳，就要优先考虑如何使母乳喂养步入正轨。

哺乳的关键点

可以参考右页的提示内容进行哺乳。夜间哺乳时，除了妇科或儿科医生有特别的医嘱外，无须强行把宝宝弄醒，只要顺其自然就可以了。

调整生活节奏的关键点

其次，等妈妈身体恢复以后，可以尝试"白天调亮，晚上变暗"的办法调整宝宝的生活节奏。早上即使宝宝还在睡觉，也可以拉开窗帘，让他看到阳光照进来（不必非要弄醒宝宝）。

第 3 章 调整宝宝的生物钟

（点钟）

时间	活动	备注
5–6	睡觉	
7	喂奶	拉开窗帘，把宝宝叫醒
8–9	睡觉	
10	喂奶	
11	散步	满月体检如果没有问题，就可以出去散步了。开始时，可以散步 10～30 分钟
12	睡觉	
13	喂奶	
14	洗澡	洗澡要在白天或傍晚
15	睡觉	
16	喂奶	
17	睡觉	
18	喂奶	在灯光较暗的房间里喂奶
19–20–21	睡觉	
22	喂奶	
23–24	睡觉	
1	喂奶	
2–3	睡觉	
4	喂奶	

哺乳标准

母乳
宝宝想吃多少就喂多少

奶粉
按每 3 小时 80～140ml 的量喂

睡眠时间表（2～4个月）

这段时间，宝宝的生活作息很容易发生昼夜颠倒的情况。可以把它看成是将宝宝的生物钟调整到与地球节奏同步的训练时期。建立起哺乳周期，可以让宝宝逐步意识到生活规律。

哺乳的关键点

一旦母乳喂养步入正轨，就不要宝宝一哭就喂奶，要等到宝宝饿了再喂。

调整生活规律的关键点

在固定的时间（早上7点最为理想）拉开窗帘，说声"早安"，把宝宝唤醒。将白天的睡眠分成早觉、午觉、晚觉三段，晚上的睡眠时间固定为一整块，以此来逐步调整生活规律。

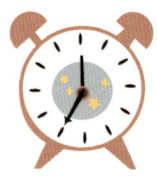

第3章 调整宝宝的生物钟

（点钟）	
5	睡觉
6	
7	喂奶
8	玩耍
9	睡觉
10	喂奶
11	玩耍
12	午睡
13	
14	喂奶
15	玩耍
16	睡觉
17	洗澡
18	喂奶
19	睡觉
20	
21	
22	喂奶
23	睡觉
24	
1	
2	喂奶
3	睡觉
4	

- 拉开窗帘，把宝宝叫醒
- 转移到客厅等明亮的地方
- 出生3个月以内的宝宝，上午这一觉为2小时，4个月以上的宝宝为1小时
- 可以出去散步

哺乳标准

母乳
如果宝宝体重增加正常，就等饿了再喂

奶粉
按每3小时140～160ml的量喂（2～3个月）
按每4小时180～200ml的量喂（3～4个月）

睡眠时间表（5～6个月）

这个时期尽管在一定程度上妈妈和宝宝能睡个整觉了，但有些宝宝却会出现夜啼的情况。这个时期的夜啼方式是以说梦话为主（参见P012）。遇到这种情况，不要马上哺乳，应尽量减少夜间哺乳的次数。

哺乳的关键点

睡前一定要把宝宝喂饱。把宝宝哄睡之后，在22～24点或是夜间，再哺乳一次，就可以一觉睡到大天亮了。

调整生活规律的关键点

通过重复"哺乳→睡觉"等习惯来调整宝宝的生活规律。同时，6个月以上的宝宝与妈妈一起做游戏也很重要（参见P018）。宝宝彻底玩累了，就会有助于夜间的睡眠。

第 3 章 调整宝宝的生物钟

（点钟）

5–6	睡觉
7	喂奶 ← 拉开窗帘，把宝宝叫醒
8	玩耍
9	睡觉 ← 上午这一觉要在 1 小时以内
10	喂奶、辅食
11	玩耍 ← 可以出去散步
12–13	午睡 ← 白天的觉上午和中午各睡一次
14	喂奶
15–16	玩耍
17	洗澡
18	喂奶
19–24	睡觉
1	喂奶 ← 夜里喂奶尽量不要增加次数
2–4	睡觉

哺乳标准

母乳
如果宝宝体重增加正常，就等饿了再喂

奶粉
按每 4 小时 200ml 的量喂

辅食
开始时 1 天喂 1 次辅食
（营养以母乳或奶粉为主）

睡眠时间表（7~8个月）

这个时期宝宝不睡觉的时间逐渐拉长，白天的睡眠一般会固定为"早觉"和"午觉"两次。傍晚时，即使宝宝稍微有些困意，也要让他尽量坚持一下，不要睡觉，这样就可以提升夜间的睡眠质量了。上午的睡眠时间也要相应地比以前缩短。

哺乳的关键点

这段时间要开始添加辅食了，一般为两次。营养仍主要从母乳或奶粉中摄取，要在吃过辅食之后再给宝宝哺乳。

调整生活规律的关键点

辅食一旦按照午餐和晚餐的时间来添加，宝宝就会有"到了进餐时间"的意识了，生活规律也会随之慢慢形成。需要注意的是，晚餐时间如果太晚，宝宝就很容易变成夜猫子。因此，要尽量跟着宝宝的生活规律走。

第 3 章 调整宝宝的生物钟

（点钟）	
5	睡觉
6	
7	喂奶 —— 拉开窗帘，把宝宝叫醒
8	玩耍
9	睡觉 —— 上午这一觉要在 1 小时以内
10	喂奶、辅食
11	玩耍 —— 可以出去散步
12	午睡
13	
14	喂奶
15	玩耍
16	
17	喂奶、辅食 —— 宝宝爱吃的话，辅食就喂两次
18	洗澡
19	睡觉 —— 夜里喂奶尽量不要增加次数
20	
21	
22	
23	
24	
1	喂奶（根据需要）
2	睡觉
3	
4	

哺乳标准

母乳
等饿了再喂

奶粉
按每 1 小时 200ml 的量喂
（等肚子饿了再喂）

辅食
适应以后，可以 1 天喂 2 次辅食
（营养仍以母乳或奶粉为主）

睡眠时间表（9~11个月）

这段时间宝宝的身体能够较为自由地活动，可以快乐地玩耍了。这期间，宝宝白天的活动量也逐渐与夜间的睡眠质量紧密相关。白天，他可以在家里到处爬来爬去，或是出门看到不同的事物。白天运动越多，夜里睡得就越香。

哺乳的关键点

这个时期，"一日三餐"的生活规律可以固定下来了。较理想的做法是，给宝宝喂过辅食之后再哺乳，晚上就不用再喂奶了。如果吃的是奶粉，可以锻炼宝宝使用吸管喝奶粉。

调整生活规律的关键点

要积极带宝宝外出，在家里玩耍时尽量让宝宝多活动身体，等等。将"玩耍"融入生活，形成生活规律。散步、外出建议尽量选在上午。

第 3 章 调整宝宝的生物钟

（点钟）	
5–6	睡觉
7	喂奶、辅食 ← 拉开窗帘，把宝宝叫醒
8	玩耍
9	睡觉 ← 有的宝宝不用睡上午这一觉了
10	玩耍 ← 可以出去散步、玩耍
11	喂奶、辅食
12–13	午睡
14	喂奶
15–16	玩耍
17	喂奶、辅食
18	洗澡
19–4	睡觉 ← 可以逐渐告别喂夜奶了

哺乳标准

母乳
等饿了再喂

奶粉
等饿了再喂。奶瓶也要逐渐告别了，可以练习使用带把的杯子

辅食
适应以后，可以1天喂3次

睡眠时间表（1岁~1岁6个月）

这段时间，要彻底形成这样一种生活规律：早上在固定时间起床，吃过早餐后出门尽情玩耍；吃过午餐后午睡一阵；吃过晚餐后洗个澡，最晚要在晚9点前就寝。

哺乳的关键点

这个时期，大部分营养都要从辅食中摄取了，可以考虑逐步断奶。断了奶的宝宝，要在午餐与晚餐之间加一顿下午的点心餐。

调整生活规律的关键点

1岁3个月左右，可以把宝宝上午的睡眠时间取消了。如果宝宝上午不肯醒，要早一点给他吃过午餐后，再睡个午觉。只要让断奶后的宝宝充分享受到亲密育儿，宝宝就不会撒娇磨蹭，而会心满意足地入睡了。

第 3 章　调整宝宝的生物钟

（点钟）

时间	活动	备注
5	睡觉	
6	睡觉	
7	早餐	拉开窗帘，把宝宝叫醒
8	玩耍	
9	玩耍	上午这一觉可以取消
10	玩耍	出去散步、玩耍
11	玩耍	
12	午餐	
13	午睡	
14	午睡	
15	玩耍	
16	玩耍	
17	玩耍	
18	晚餐	
19	洗澡	睡前做些读绘本之类的安静游戏
20	睡觉	
21	睡觉	
22	睡觉	
23	睡觉	
24	睡觉	
1	睡觉	
2	睡觉	
3	睡觉	
4	睡觉	

哺乳标准

母乳
营养以辅食为主，可以考虑逐步断奶了
奶粉
1 天 300～400ml（饭后或中间加餐）
辅食
已断奶的宝宝吃点加餐
不要吃零食，可以吃些蒸薯类或饭团等

睡眠时间表（1岁7个月~3岁）

这个时期，上午的睡眠时间已经取消，生活规律基本形成。早睡早起，并在固定的时间进食三顿饭，培养"一日三餐"的习惯，是形成生活规律的两个关键。基本原则是，要让宝宝在吃过早餐后，一直玩耍到午餐时间，身体充分活动起来，直到彻底玩累。

哺乳的关键点

断奶时间主要看妈妈个人的想法，但是，一旦出现"不吃奶就不肯睡"的情况，对宝宝和妈妈都不利。如果还在坚持夜间哺乳的话，可以先把夜奶断了。

调整生活规律的关键点

午睡暂时还是需要的，但从3岁左右开始，午睡时间可以逐步缩短，有的宝宝甚至可以完全不用午睡了。遇到这种情况，就无须强求宝宝一定要午睡。

第3章　调整宝宝的生物钟

（点钟）

时间	活动	备注
5–6	睡觉	
7	早餐	拉开窗帘，把宝宝叫醒
8		
9–10	玩耍	出去散步 可以吃点心
11		
12	午餐	
13–14	午睡	
15	点心	
16–17	玩耍	
18	晚餐	
19	洗澡	睡前做些读绘本之类的安静游戏
20–24、1–4	睡觉	最晚也要在晚上9点前就寝

睡眠时间表（4岁~）

这个时期，可以尝试让宝宝独自睡觉。给他读读绘本、讲讲白天发生的事，等等。在亲子充分共处之后，说声"休息啦"，妈妈就可以离开卧室了。有的时候，宝宝会要求跟妈妈一起睡，这时要尽量回应宝宝的要求，稳定宝宝的情绪。

进餐的关键点

这个时期可以把早餐与午餐之间的点心餐取消，让宝宝好好地吃顿早餐。

调整生活规律的关键点

这段时期一旦熬夜，不仅会对今后的生活规律产生负面影响，还会在很大程度上影响到宝宝的成长。这样做很可能导致后面有很多烦恼产生：孩子上小学后起不来，上课犯困，不能集中精力听讲。因此，一定要让孩子坚持早睡早起的习惯。

第 3 章 调整宝宝的生物钟

（点钟）

时间	活动	备注
5–6	睡觉	
7	早餐	拉开窗帘，把宝宝叫醒
8–14	幼儿园、托儿所	
15	点心	
16–17	玩耍	也可以睡一会儿
18	晚餐	
19	洗澡	睡前做些读绘本之类的安静游戏
20–4	睡觉	注意不要因看电视等导致睡得太晚 最晚也要在晚上9点前就寝

制定适合母婴具体情况的睡眠时间表

宝宝们的睡眠有着不同的习性。有的宝宝从出生起,就能老老实实睡上5个多小时的整觉,有的宝宝却动不动就醒来。哺乳也是同理,不同的宝宝有着不同的习性。只要按照前面介绍的睡眠时间表多尝试几次,就能发现自家宝宝的习性了。

妈妈们可以按照右页的模板,自己制定出符合妈妈自身情况或是宝宝个性的独家睡眠时间表。

只不过,为了形成有规律的生活节奏,对于"早7点前起床""晚9点前就寝"这两点一定要严格遵守。还可以把表格打印出来,贴在屋子里显眼的位置,让爸爸也能看到。

一位宝妈的育儿日记

时间:昨晚8点到今早7点半。

宝宝夜间活动:凌晨2点醒来吃一次奶。

宝宝白天活动:

上午10点吃奶,11点出门玩耍,中午12点睡到下午1点;

下午2点吃奶,中间玩了2个多小时,5点吃奶,6点爸爸下班,和宝宝玩了一会儿;

晚上7点洗澡,按摩,晚上8点20入睡。

祈祷我的宝贝今夜梦香甜。

托儿所（幼儿园小班）宝宝睡眠时间安排的关键点

宝宝过了1岁以后，有少部分忙碌的爸爸妈妈就会把他们送到托儿所（或幼儿园小班）了。白天忙于工作的爸爸妈妈要想在晚上9点以前把宝宝哄睡，着实不是一件容易的事情。

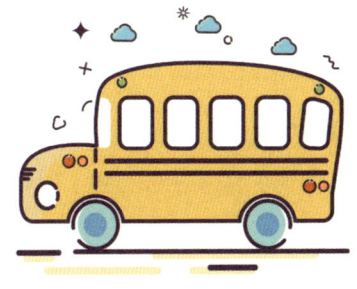

宝宝白天在托儿所或幼儿园，有利于形成良好的生活规律。为了不破坏这种好不容易才培养起来的生活规律，就要把就寝时间尽量安排在晚9点前。

本来安排在晚上的事情可以改为早上做，这也是关键点之一。早上可以安排30分钟宝宝与爸爸妈妈一起玩耍的时间，或者把早饭时间定为一家人其乐融融的时间等，根据各个家庭具体情况来安排就好。总之，要努力保持宝宝的良好生活规律。

早上的生活节奏
① 7点前把宝宝唤醒，拉开窗帘

　　早起的习惯与早睡的习惯是相辅相成的。早上要培养7点前务必起床的习惯。每天在固定时间起床，固定时间睡觉，可以形成"早上起床，晚上入睡"的生活曲线。

　　到了起床时间，哪怕宝宝还在睡觉，也要把卧室的窗帘拉开。当宝宝感知到窗外照进来的太阳光线时，大脑里的"清醒开关"就会自动打开，生物钟也随之启动，可以自然地醒来。

　　假如因宝宝还在睡觉，或是天气不好等原因而不把窗帘拉开，宝宝就无法感知到早晨已经来临。因而有可能无法启动生物钟，一直睡下去。

　　在阴雨天等室外光线不够明亮的时候，要把室内的照明打开。

　　接着，可以跟宝宝说一声"早呀！""起来啦！"即便宝宝还听不懂，也可以愉快地接收到这些话里所传递的信息。

第 3 章 调整宝宝的生物钟

日常体验到的光线亮度

10万	晴天白天时的野外
2万	阴天白天时的野外
1万	
5000	晴天时的办公室窗边
2500	
1500	精细操作时的案头照明
1000	一般的办公室
500	一般的住宅室内
300	地下通道
100	餐饮店里昏暗的座位
10	
0.2	晴天时满月的夜晚

（单位：勒克斯）

（依据日本睡眠教育机构课本改编）

要想重启生物钟，需要 2500 勒克斯以上的亮度，这样才能阻止大脑分泌褪黑素这一睡眠激素。

早上的生活节奏
②用宝宝喜爱的物品让他精神起来

刚刚睡醒的宝宝由于大脑（额叶）还未清醒，会处在一种稍稍不开心的状态。这种情况与磨蹭撒娇不肯入睡或是夜啼都属于同一原理。宝宝会因不开心而哭闹，是由于控制情绪、需求的边缘系统过度活跃。

因此，可以反过来利用边缘系统的这一功能，趁宝宝因没睡醒而撒娇哭闹之前，就准备一些宝宝心爱的物品（最喜欢的玩具等），放到他的眼前。这样一来，边缘系统就不会过度活跃了。宝宝看到自己心爱的物品，也会入迷地玩耍起来，从而减少发生哭闹的情况。

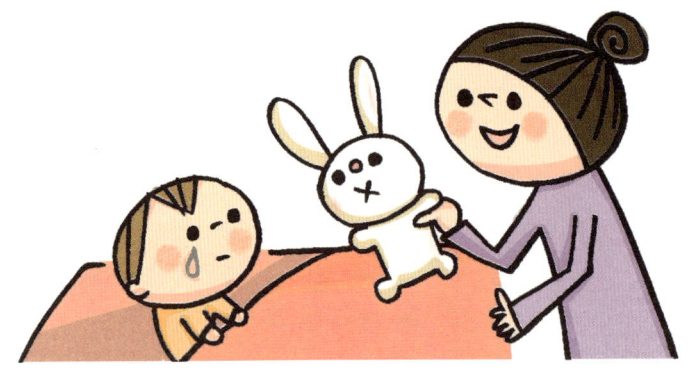

只要用心爱的物品使宝宝心理得到满足，宝宝就会开心地醒来。

同时,宝宝出生 1 个月以后,醒来后要把他转移到光线明亮的客厅等处。通过每天重复擦脸蛋、换尿布、换衣服等同样的活动,使宝宝意识到"白天"和"夜晚"的不同。

早上,也可以打开电视机,刺激宝宝的大脑清醒起来。可以让宝宝看 15 ~ 30 分钟喜欢的电视节目。但是,10 个月以上的宝宝可能会有不想看却忍不住盯着电视看的情况出现,这种时候要用其他事物吸引宝宝转移注意力,巧妙地制止他继续盯着电视看。

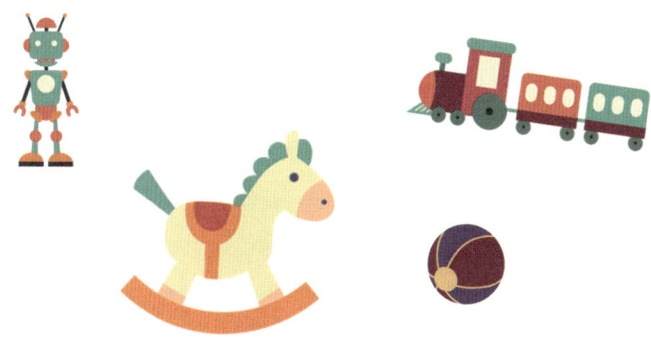

可以用玩具吸引宝宝,转移他们的注意力。

白天的生活节奏
①让宝宝充分玩耍，分泌"睡眠激素"

人体形成"天亮起床，天黑睡觉"的睡眠机制，与大脑内的松果体有着很大的关系。松果体具有多种功能，其中一项重要的功能，就是调节分泌被称为"睡眠激素"的褪黑素。

褪黑素一般在傍晚室外逐渐天黑的时候开始合成，到了夜间分泌会增多。并且，松果体在感受到早上的光线时会受到刺激，开始减少分泌褪黑素。人如果在一整天都没有室外光线射入，只有照明灯的房间里生活，松果体就很难受到刺激，夜间也很难分泌出褪黑素了。

不仅如此，一直待在室内不活动，体力过剩，也很难使人产生困意。要想让褪黑素这一机制成功发挥出作用，制造昼夜之间不同的生活曲线也是极为重要的。

可能有人会觉得，把不会走路的宝宝带到室外去，也消耗不了什么体力。实则不然。对于宝宝来说，到外面的世界可以看到和听到各种各样的事物，大脑会受到新鲜的刺激，这也是一种很消耗精力的行为。

第 3 章 调整宝宝的生物钟

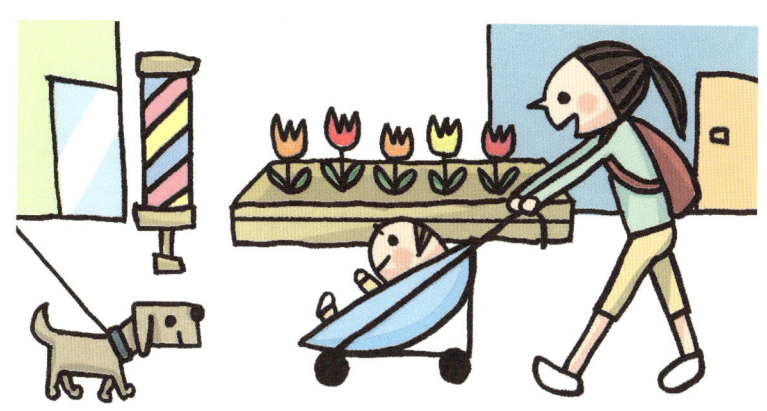

宝宝白天出门接受了刺激,夜里就会大量分泌褪黑素,很容易入睡。

等宝宝学会走路了,还可以带他到公园等地方去走走,接触一下各种各样的外界事物。这样不仅能促进宝宝的身体和大脑发育,还可以提高宝宝夜间的睡眠质量。

因此,只要天气不是特别恶劣,尽量把宝宝带到户外去吧。

白天的生活节奏
②午睡要在"固定的时间"和"明亮的场所"进行

对于宝宝来说,午睡不但可以恢复体力,还对培养记忆力、集中力,提高免疫力,减轻压力等起到相当重要的作用。

对于0~3个月的宝宝来说,白天与其让他睡一次"午觉",莫不如分成"早觉·午觉·晚觉"三段,一天睡三次,一次睡上30分钟~2小时30分钟左右更为合理。这段时期,只要宝宝想睡就让他睡,顺其自然比较好。

等到宝宝4个月后,把午睡时间安排在固定的时间段更为理想。

如果午睡的时间不固定,宝宝的生物钟就会被打乱,容易导致夜间迟迟不肯入睡。

可以参考下页的"午睡时间标准",在宝宝睡了一定时间之后,适时地唤醒他。

午睡没有必要像夜间一样沉睡。要想夜间睡得好,午睡只要稍微睡一小会儿,保留一定疲劳就可以了。

午睡时间标准

月龄·年龄	11点前（早觉）	15点前（午觉）	17点前（晚觉）
0～3个月	2小时	2小时30分钟	1小时
4～12个月	1小时	2小时	无
1岁以上	无	2小时	无

为了提高夜间睡眠质量，可以把白天的觉分成三段，也可以随着宝宝长大做出调整。

不要让房间里光线太暗也是午睡的一个关键。从宝宝4个月起，午睡时间以最多2小时为基准，到了时间就要通过打开室内照明灯等方式使宝宝醒来。此外，为了避免影响夜间的睡眠，17点前一定要叫醒宝宝。

有些时候，即使到了午睡时间宝宝也不肯入睡，要么正兴高采烈地玩耍，要么会撒娇磨蹭。这种时候就没有必要强迫宝宝入睡，可以根据实际情况将午睡时间稍微错后一些。绝不是说午睡是非睡不可的，我们可以根据情况随机应变。

傍晚～夜间的生活节奏

①宝宝过于兴奋时,这一天要充分实行亲密育儿

出生4个月～2岁的宝宝开始萌生自我意识,这段时期的夜啼行为与白天的生活方式有着极大的关联。

例如,因起床或入睡的时间不固定等原因而导致宝宝的生物钟紊乱,或是白天遇到了可怕的事情,以及太过兴奋开心等,都会导致情绪不稳,使得夜间的睡眠变浅。从而,宝宝稍有不适就会醒来,并会因紧张不安而发出啼哭。

这一时期,虽然宝宝已经萌生自我意识,可以表达各种情绪了,但还不能控制自己的情绪。随着宝宝的成长和大脑的发育,他就能慢慢学会稳定自己的情绪了。

白天出门玩耍,虽然可能会引起宝宝夜啼,但由于未离开家门等原因远离刺激,并不会给大脑发育带来正面的影响。

白天导致夜啼的经历

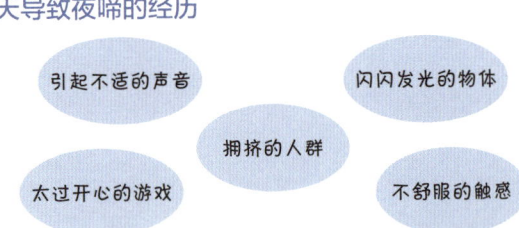

适度的疲劳、兴奋可以促进睡眠,但白天过度的疲劳或兴奋则易引起宝宝夜啼。

当宝宝白天的经历容易导致夜啼时,回家以后要尽量避免玩一些易造成宝宝兴奋的游戏,并充分实行亲密育儿法,以使宝宝的身心平稳下来。

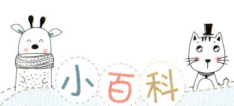

关于宝宝的自我意识

心理学家做过一个著名的婴儿照镜子的实验:在不让婴儿察觉的情况下,在他们的鼻子上点上红点,然后观察他们照镜子后的反应,结果发现不同年龄阶段的婴儿反应不同。14个月以下的孩子不知道镜中人就是自己,他们对着镜子中的自己微笑、发声、拍打,甚至还会到镜子后面去找那个不存在的人;15~17个月的婴儿,见到镜子中的自己似乎感到害怕,他们会退缩,这个时候他们还是把镜中的自己当成陌生人,但是也有一些孩子似乎朦胧地感觉到镜子中的那个人是自己;而大部分18~24个月的幼儿会意识到镜子中的人是自己,他们会用手去摸自己鼻子上的红点,而不去碰镜像中的鼻子。这种知道镜子中的镜像就是自己的现象,就标志着婴儿开始有了自我意识。

傍晚～夜间的生活节奏
②傍晚不要哄睡宝宝，帮他坚持过去

从宝宝 4 个月左右起，晚上的睡眠时间相较于白天开始成倍增加了。之前每天白天睡三次觉——早觉、午觉、晚觉的习惯，也可以开始逐渐减少次数了。如果宝宝晚上迟迟不肯入睡，就可以去掉傍晚那一觉，晚上让他早点就寝。

根据本书中的"午睡时间标准"（参见 P103），白天的三段睡眠中，早觉可以适当缩短，午饭后能睡的时间最长，晚觉则可以考虑取消，或是控制在 30 分钟～ 1 小时以内。

培养这一生活节奏的诀窍是，白天的睡眠次数和时间要一步步地减少。不要一步到位，直接取消晚觉。爸爸妈妈可以从早叫醒宝宝 15 分钟开始，让他逐步适应。

尽管如此，还是需要根据宝宝当天的具体情况来灵活处理：宝宝白天如果彻底玩累了，就可以正常哄睡；白天如果都是在室内活动，没有消耗多少体力，就可以早点叫醒。

第 3 章 调整宝宝的生物钟

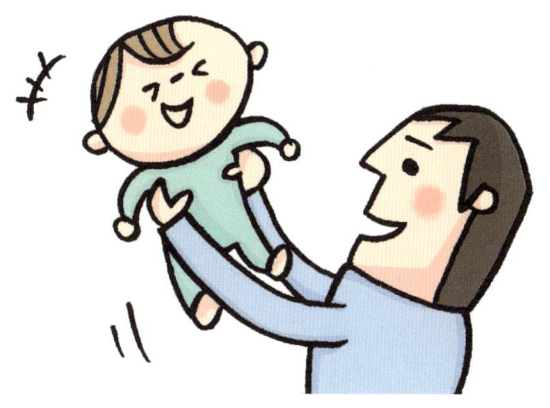

傍晚时分,为了避免宝宝睡着,建议通过手操等游戏或是亲密育儿法,使宝宝稍微兴奋起来。

要想让傍晚出现困意的宝宝坚持不睡,假如只是摇晃宝宝或跟宝宝说话,有可能引起宝宝一定程度上的不适,反而容易导致宝宝发生夜啼。

可以使用一些能发出声音的玩具来吸引宝宝的注意力,或是通过跟他一起玩耍等方式来转移宝宝的困意。

只要不是临睡前,建议进行一些能使宝宝稍微兴奋起来的游戏。

傍晚～夜间的生活节奏
③ 17点后，室内照明仿照傍晚的太阳光线

由于宝宝的生物钟尚未完全形成，有时，即便到了睡眠时间，宝宝到了卧室里也无法转换成"夜间睡眠模式"，因而迟迟不肯入睡。为了避免发生这种情况，家里的环境从傍晚开始就要逐步调整为夜间睡眠所需要的环境。

尽管傍晚时分室外已经黑下来了，但如果室内的照明仍然过亮，人体也很难转换成夜间的睡眠模式。因此，17点以后，室内的照明灯推荐使用类似傍晚光线的浅橘黄色。

白天的太阳光线是耀眼的亮白色，是一种促使人活动起来的颜色。而换成傍晚的太阳光线时，人体就会进入放松模式。因此，类似傍晚光线的浅橘黄色光线，可以帮助宝宝进入睡眠模式。

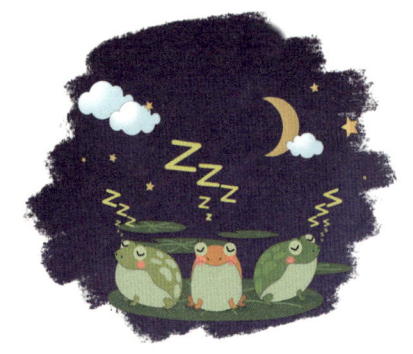

第 3 章　调整宝宝的生物钟

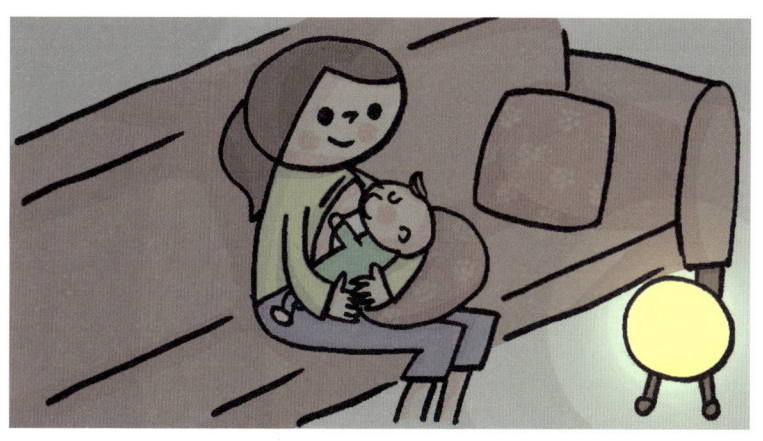

夜间哺乳要在灯光偏暗的房间里。照明光源可以放在脚边等处,不要让宝宝直接看到。

　　像那种具有调节亮度和颜色功能的 LED 灯具,就可以在同一间屋子里制造出不同的光线来。

　　正如早上的太阳光线可以启动生物钟一样,晚上使用稍微昏黄一些的灯光颜色,可以促使宝宝进入睡眠模式。

傍晚～夜间的生活节奏
④玩耍结束时，提醒一声"游戏结束啦"

宝宝临睡前，控制情绪的额叶也会进入休息模式，抑制欲望的能力比白天会相对减弱。这段时间促使宝宝兴奋的边缘系统过度活跃，是导致宝宝不肯入睡，甚至夜间哭闹的一个原因。

宝宝临睡前 30 分钟～ 1 小时内，<u>除了要关掉形成声光刺激的电视等电子产品，还要避免进行过度激烈的游戏，可以进行一些节奏较慢、刺激较少的游戏。</u>

并且，要在临近入睡的时间向宝宝发出提醒，"马上就要睡觉觉啦，游戏结束啦"。假如大人毫无提醒就直接关掉照明灯终止游戏，容易使宝宝感到不快。

这种提醒"结束啦"，要点有三个：

· 妈妈的脸要在宝宝的视野范围内，说话时要与宝宝有眼神交流。

· 要让宝宝同意"结束啦"（仅限会说话的宝宝）。

· 时间一到就要按时结束，并提醒下一步是"睡觉觉啦"。

提醒的时候要留有一定时间，让宝宝做心理上的准备，也可以灵活使用沙漏或计时器一类的工具，效果相当直观。

第 3 章 调整宝宝的生物钟

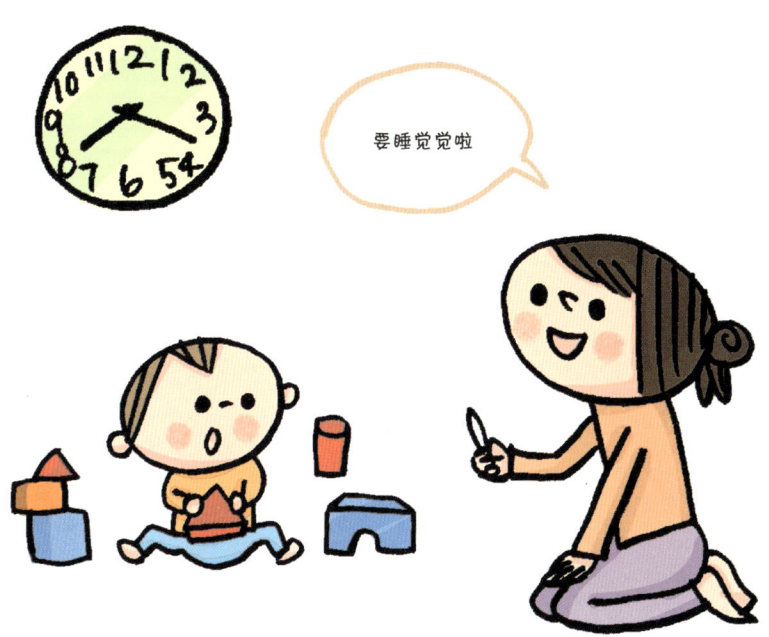

宝宝精力太过集中时,要通过"还剩 3 分钟啦""还有两次啦"等说法,讲清剩余的时间和次数,分阶段提醒宝宝结束游戏。

傍晚～夜间的生活节奏
⑤通过"晚安旅行"来催生宝宝的睡意

做好入睡的心理准备，有一个方法是培养宝宝入睡的仪式感。

所谓"入睡仪式"，是指为了提醒宝宝"这样做就要睡觉觉啦"，而在临睡前重复的一些行为习惯。亲密育儿也属于入睡仪式之一，只要是妈妈每天都会做的行为习惯就可以。

入睡仪式的基本原则是，要在光线较暗的房间里进行。读绘本时，要打开间接照明或是脚边灯光，保证基本的照明光线。

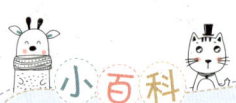

什么是"入睡仪式"？

入睡仪式就是宝宝睡觉前的一种仪式，爸爸妈妈持续地在宝宝睡前做某件事，帮助宝宝养成自主睡眠的习惯。比如爸爸妈妈可以在每天晚上睡觉前给宝宝讲睡前故事、唱睡眠歌曲、给宝宝一个晚安吻……时间久了，宝宝就会知道这个时候自己应该闭上眼睛睡觉了。这种"入睡仪式"有助于培养宝宝的自主睡眠意识，而且，爸爸妈妈细心、温柔的行为和话语会给宝宝带来温暖感，在同一时间做同一件事情，也能带给宝宝满足感和安全感。入睡仪式的培养在宝宝0岁的时候就可以开始了。

第 3 章 调整宝宝的生物钟

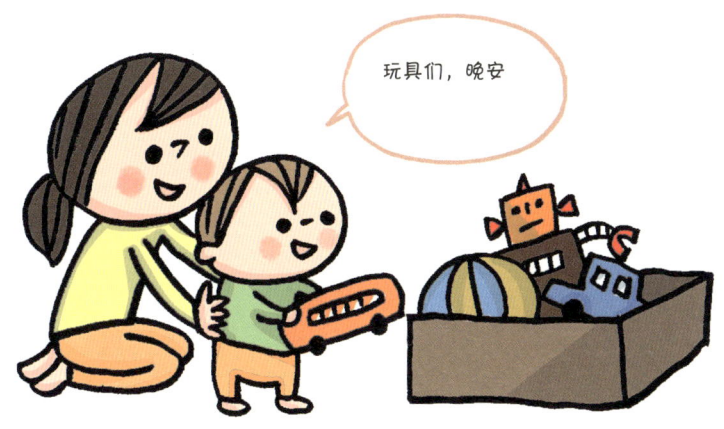

午睡前的入睡仪式要有别于夜间，简单即可。这样就可以清楚地将白天和夜晚区分开，宝宝入睡时也不会混淆状况。

等宝宝学会说话了，建议在临去卧室前进行一场"晚安旅行"。这是一场向白天玩耍过的玩具公仔等一一道晚安的游戏。

宝宝在向心爱的玩具公仔一一道晚安的过程中，自己也会不知不觉萌生睡意。

傍晚~夜间的生活节奏
⑥奶水要喂足，晚餐至少要在睡前2小时进食

出生4个月以后，宝宝逐渐能分清白天和夜晚了，睡眠的节奏也逐步规律起来。

要想让这个时期的宝宝睡个整觉，就要用母乳或是奶粉把他喂饱。宝宝吃饱了，心里就会得到满足，也会带着稳定的情绪顺利入睡。

把出生3~5个月的宝宝哄睡以后，要在22~24点间再喂一次夜奶。这样，宝宝在多数情况下就可以一觉睡到大天亮了。

母乳相较于奶粉有容易消化的优点，但反过来，也有不耐饿的缺点。刚开始吸的时候，出来的母乳都是水分相对多、脂质相对稀薄的"前奶"，之后才会出来相对浓稠、富含脂质的"后奶"。"后奶"更耐饿，可以把一侧奶水彻底喂完，让宝宝吃到"后奶"。

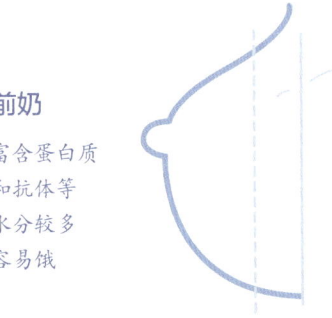

前奶
富含蛋白质和抗体等
水分较多
容易饿

后奶
浓稠
富含脂质
耐饿

已添加辅食的宝宝，进食最迟要在临睡前两小时完成。

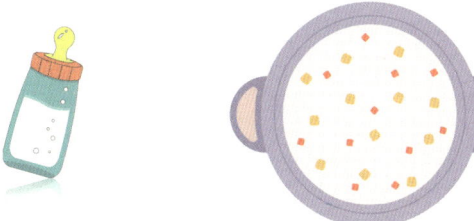

用过餐以后，人体的内脏为了消化食物会活跃起来，体温也会随之上升，从而导致大脑进入兴奋状态。尤其是点心零食类，由于含糖量高，更容易导致体温上升，从而妨碍睡眠，这一点爸爸妈妈要格外注意。

傍晚～夜间的生活节奏
⑦洗完澡1小时内把宝宝哄睡

宝宝产生困意以后，手脚就会升温。可能有人会因此而认为，"宝宝想睡觉时，体温就会上升"。而实际上，这是为了降低体温而从手脚释放出热量来。正确答案应该是：想睡觉时，体温会下降。

这样一来，有人可能会认为，"睡前给宝宝洗澡会升高体温，那不是容易睡不着觉了吗？"的确，刚洗澡时宝宝的体温会升高，但洗完澡后体温就会逐渐下降，从而萌生出困意。

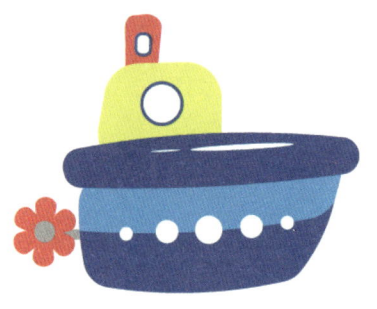

因而，洗澡的时间安排在晚餐和睡觉之间最为合适。餐后马上洗澡容易加重脏器的负担，最好间隔30分钟以上。

可以在洗完澡后转换成入睡模式，并在1小时之内把宝宝哄睡。

针对婴儿湿疹（过敏性皮炎）的护理方法

·轻度湿疹（未出现感染时）→为保持身体自然分泌出的油脂，尽量少使用香皂，可使用温水清洗。

· 湿疹恶化时→有时细菌附着过度,就可以使用香皂清洗。具体请遵照儿科或妇科医生的医嘱。

重要的是,药膏要在临睡前厚厚地涂上一层。涂得太薄,效果有可能体现不出来,就无法止痒。如果一直有效的药膏突然无效了,要考虑是否已感染,就需要咨询儿科或皮肤科的专业医师了。

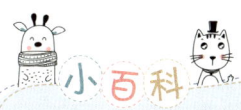

婴儿湿疹

婴儿湿疹,俗称"奶癣",是由多种内外因素引起的一种过敏性皮肤炎症,为婴儿时期最常见的皮肤病之一,多始发于2~3个月大的婴儿。常表现为患儿两侧面颊出现对称性红斑、丘疱疹、渗液或浸润、肥厚等多种症状,反复发作,急、慢性期重叠交替,伴剧烈瘙痒,病因常难以确定。

※ 出生1~4个月被认定为脂溢性皮炎的情况比较特殊,需要咨询儿科或皮肤科的专业医师。

临睡前的生活节奏
①实行亲密育儿法，使宝宝充分放松

亲密育儿法不仅是宝宝最爱的方式，也会促进额叶发育，对稳定情绪起到重要的作用。通过临睡前实行亲密育儿法，可以使宝宝从"还想玩"的兴奋模式、"不想睡"的不满模式转换到"和缓"的放松模式，起到安抚宝宝情绪的效果。

临睡前的亲密育儿，是为了促进宝宝入睡。例如，可以抚摸宝宝的头部和脸颊，或者轻柔地按摩宝宝的四肢。按摩相当于动物的舔舐行为，可以使宝宝大脑分泌出 5- 羟色胺（具有抗不安作用的物质），从而稳定宝宝的情绪。

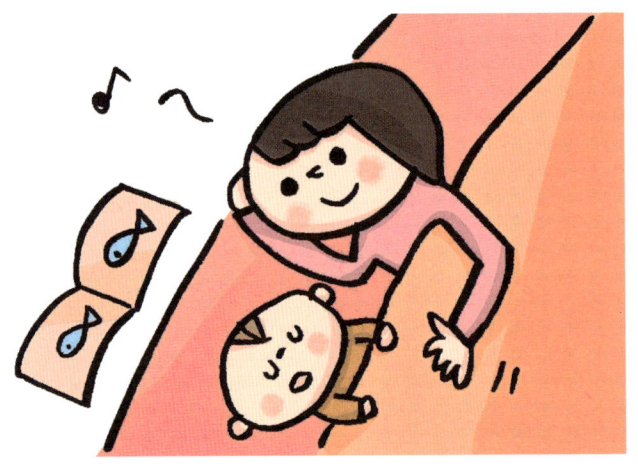

睡前要避免电视发出声、光，以及进行激烈的游戏和播放嘈杂的音乐等。

通过亲子共享这段时间,可以使宝宝过度活跃的边缘系统趋于平稳,情绪也逐渐安定下来。

另外,也可以播放轻柔的音乐,使宝宝的呼吸节奏自然而然地与音乐同步起来,起到放松的效果。建议播放古典音乐、八音盒音乐等也能使妈妈一并放松身心的音乐。

不用说,妈妈哼唱催眠曲也会帮助宝宝放松身心。舒缓的节奏,轻轻地哼唱,会使宝宝顺利进入梦乡。

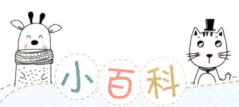

5-羟色胺

5-羟色胺最早是从血清中发现的,又名血清素,广泛存在于哺乳动物组织中,特别在大脑皮层质及神经突触内含量很高。它是一种受到广泛研究的抑制性神经递质,也被称作产生愉悦情绪的信使。科学家们通过研究发现,5-羟色胺水平较低的人群更容易发生抑郁、冲动、酗酒、自杀及暴力行为。

临睡前的生活节奏
② 21点前把宝宝哄睡

近年来,夜猫子型的人越来越多。而且,不光是成年人,婴幼儿也开始出现夜猫子了。早在30年前,20点左右,儿童就会被父母催促入睡了。而如今,婴幼儿22点还没入睡的例子比比皆是。

现实情况是,各个家庭都有自己的具体情况,要求孩子像从前一样"到了20点就入睡"恐怕不太可能,但婴幼儿还是需要早睡的。

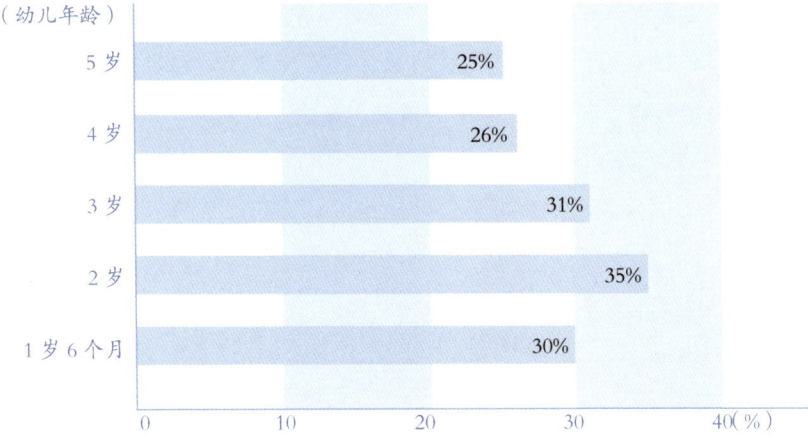

(此图根据公益社团法人日本幼儿保健协会《幼儿健康度调查报告书》制作)

22点以后就寝的幼儿在1岁6个月时就已达到30%。儿童生活时间趋向夜猫子的状况较明显。

太晚不睡，睡眠的节奏就会被打乱，睡眠质量也会下降，睡眠从而开始变浅，夜间很容易醒来。进而，由于睡眠时间过短，生活节奏紊乱等，还会产生各种各样的问题。

为了宝宝的成长和情绪稳定，也为了让宝宝形成规律的生活节奏，我们最晚要在 21 点前把宝宝哄睡。

宝宝入睡的时间越早，睡眠的时间就越长。而且，早睡的宝宝自然也会早起，生活规律也容易尽早形成。进而，情绪也会随之稳定起来。"早睡早起"无论对婴幼儿还是对于成人而言，可以说有百利而无一害。

专栏

宝宝哭闹时，了解这一天究竟发生了什么

尽管哄睡的方法不变，但宝宝有的时候很快就能入睡，有的时候却不尽如人意。明明尿布也换过了，奶水也喂足了……真是让人一筹莫展。可是，宝宝哭闹并不会是毫无理由的。多数情况都是事出有因，其中也包括白天的生活方式。

有一个办法可以找出这种啼哭的理由，那就是写"育儿日记"。日记里不仅要写上哺乳和午睡的时间，还要写上"7点：轻轻摇醒宝宝→哭了一小会儿后醒来""13点：午睡→醒得比平常早30分钟，还哭了"之类的内容。总之，要尽量写清"事情（发生了什么，妈妈做了什么等）"和与之相对应的"有什么结果，做出什么反应"等。坚持一个星期左右，就能比较出宝宝不哭闹时和哭闹时存在着什么样的差别了。

只要不会造成太大的负担，请各位妈妈坚持尝试一下这个办法。

第4章
母婴都要放松身心
Mother and baby should both relax

具有催眠和放松效果的按摩法——"幼儿气功按摩疗法"

这里介绍一种可以放松婴幼儿身心的按摩法——"幼儿气功按摩疗法"(译者注:幼儿气功按摩疗法的日文原为"气内脏")。顾名思义,这种疗法显然是由气和内脏两部分构成的,是一种作用于五脏六腑的按摩疗法。成人的按摩疗法多在腹部进行,但因婴幼儿的腹部面积还太小,脏腑还不够发达,可以通过对其全身反射区进行按摩来提高效果。给婴幼儿进行按摩时,要一边平稳地跟他说话,一边轻柔地进行抚摸式按摩。

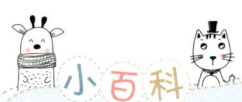 小百科

反射区

狭义的反射区是指中医中的脚底、手部、耳部等反射区。广义的反射区是指所有可以产生反射效应的区域。每个器官、部位的神经末梢,在手、足、耳等部位都有一个固定的位置——反射区,它们相互呼应,互补阴阳,五行顺畅。所以,如果哪个器官发生了病变,相对应的反射区就会出现很多"不良现象"。

第 4 章　母婴都要放松身心

腹部按摩法

这种方法尤为重要。按摩腹部可以温和地调整宝宝身体上的各种不适,包括便秘、没有食欲等。按摩不仅可以在睡前进行,也可以在洗完澡后进行。

按摩的诀窍是不要用力,动作一定要轻柔。舒缓的按摩动作可以促进宝宝的身心放松,有助于宝宝顺利安睡。

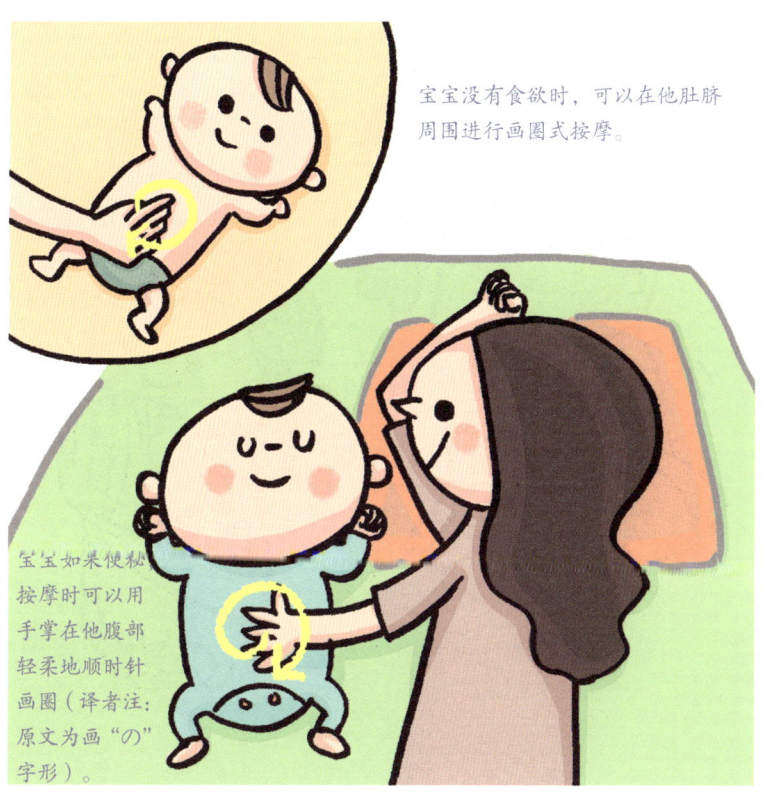

宝宝没有食欲时,可以在他肚脐周围进行画圈式按摩。

宝宝如果便秘,按摩时可以用手掌在他腹部轻柔地顺时针画圈(译者注:原文为画"の"字形)。

背部按摩法

放松背部的肌肉就等于放松身心,可以帮助人体从紧张状态中解放出来。

婴幼儿也一样。帮宝宝放松背部的肌肉,就等于帮助他放松身心。在宝宝夜啼不止时,可以试试这种按摩法。

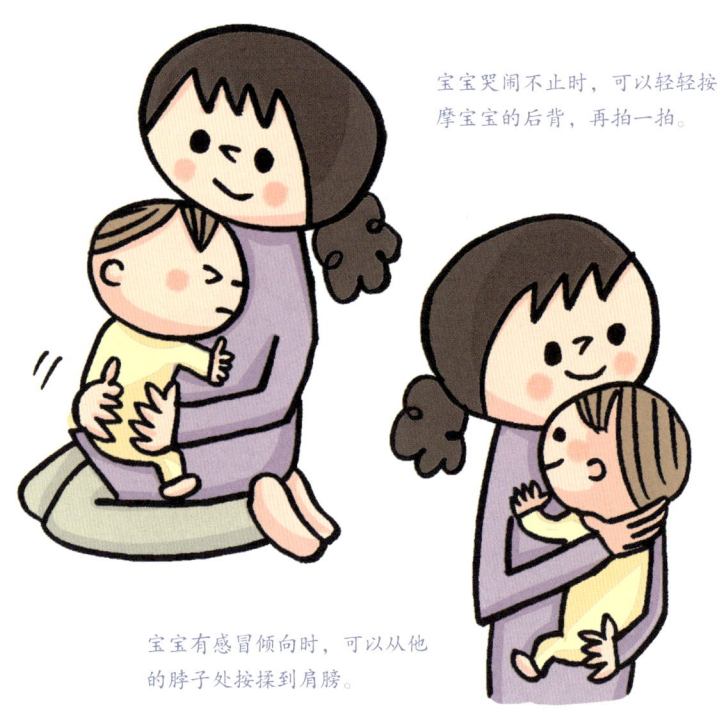

宝宝哭闹不止时,可以轻轻按摩宝宝的后背,再拍一拍。

宝宝有感冒倾向时,可以从他的脖子处按揉到肩膀。

足底按摩法

足底集中了控制全身的穴位,称为反射区。婴幼儿足底还太小,要找到准确的穴位并不容易。因此,只要按揉婴幼儿整个足底就可以充分起到作用了。尤其要注意的是,足底中央有一个叫"涌泉"的万能穴位,按摩它可以使宝宝整个身心都得到放松。足跟处还有个对"失眠"有治疗效果的穴位,敲击此穴位,有助于促进睡眠。另外,按摩脚趾部分可以促进大脑镇静。

轻轻捏住脚趾转圈。

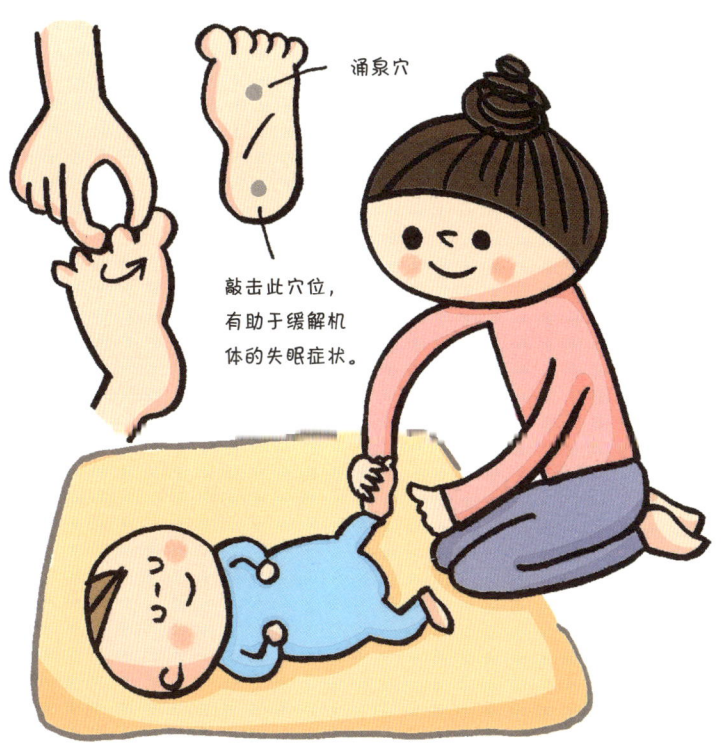

涌泉穴

敲击此穴位,有助于缓解机体的失眠症状。

力度略低于按,以压为主。

脚背、小腿按摩

小腿和足部是离心脏最远的部位,很容易受凉。通过按摩或揉搓足部、腿部,可以加速血液循环,婴幼儿很快就会迷迷糊糊犯困了。按揉的诀窍是要从离心脏最远的地方开始,完成上一页所讲的足底按摩后,接下来就可以轻柔地揉搓宝宝的脚背了。接着是小腿按摩。宝宝如有小腿浮肿,会是一项参数,可以得知宝宝身体不适。总之,要通过轻柔地揉搓,使宝宝保持良好的身体状态。

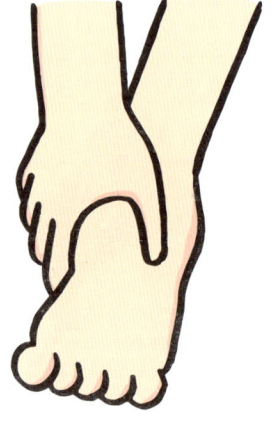

脚背部分要用双手包住,轻柔地搓揉。

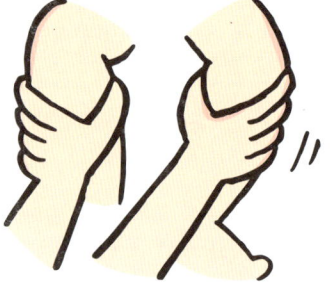

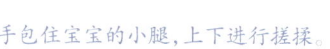

手包住宝宝的小腿,上下进行搓揉。

大腿按摩

最后是按摩大腿。只要用两手按揉和搓揉,就可以充分起到按摩的效果。婴幼儿不仅会因感觉舒服而放松身心,也会因感受到妈妈的手指亲密接触到自己软软的大腿而镇静下来。这样一来,婴幼儿就会越来越享受按摩时刻了。

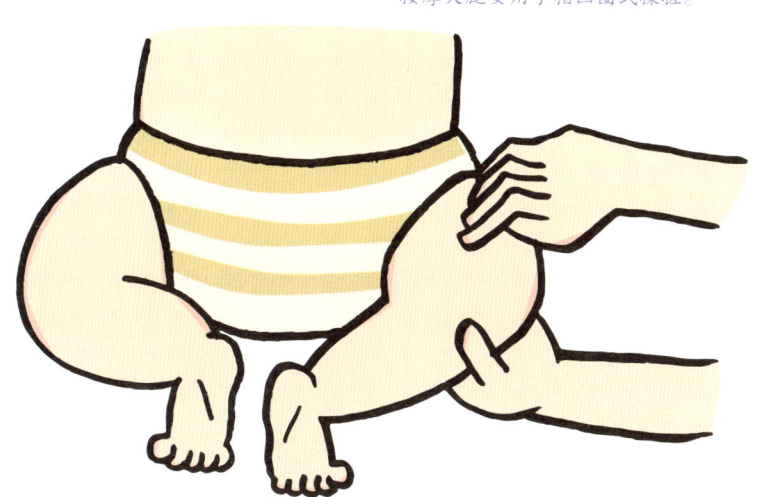

按摩大腿要用手指画圈式揉搓。

按摩疗法注意事项:

·当宝宝身上有湿疹时,为避免加重宝宝的瘙痒症状,不要进行按摩。

·哺乳后不要马上按摩,尽量间隔 30 分钟再进行。

·按摩油或按摩乳建议选用有机产品。皮肤相对脆弱的宝宝在按摩前要先在上臂内侧涂上少量产品,做一下过敏试验。

对睡眠不足的妈妈们来说，母乳是个救星

妈妈们在分娩后，每隔3小时就要哺乳1次的生活正式开始了。新生儿要么不肯吃奶，要么需要换尿布，等忙完这些，转眼又到了下一次喂奶的时间。多数时候，妈妈自己根本没有时间休息。即便不是如此，绝大多数妈妈也只能抽空睡上一小会儿，睡眠不足是常态。

对于疲惫不堪的妈妈们来说，母乳堪称是个救星了。吸吮妈妈的母乳，可以使宝宝分泌出一种脑下垂体后叶激素。这种激素不但可以起到改善额叶功能、稳定情绪（抗抑郁）的作用，还可以促进宝宝的大脑发育，让宝宝不会因夜啼而中断睡眠。

反过来，如果给宝宝喂食奶粉，睡眠不足的感觉就会较为强烈，也容易变得急躁。即使吸不出母乳，让宝宝吸着乳头也容易分泌出脑下垂体后叶激素。因此，最好让吃奶粉的宝宝试着吸妈妈的乳头。

要当心"隐性贫血"

患有"潜在性缺铁症"，又称"隐性贫血"的人很多。分娩后，妈妈体内储存的铁分一旦不足，就容易导致疲劳、焦虑，甚至失眠。

如果血液检查没有问题，很多人就会认为无所谓。实际上不太吃肉类（尤其是牛肉）的人摄入的铁元素会减少，因此首先推

荐妈妈们饮用一些补充铁元素的营养剂。服用补充铁元素营养剂不必担心摄入铁元素过剩,因为多余的部分身体会自动排走。

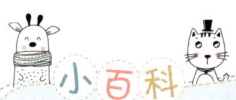

铁元素在人体中发挥的作用

铁是一种化学元素,更是一种人体不可缺少的微量元素,人体内铁元素的总量为 4~5 克。铁元素在人体中的作用是巨大的,它是人体血红蛋白的重要组成部分,也是构成人体肌红蛋白的主要物质,参与氧的运输和储存,还能促进人体中维生素B族的代谢。

但铁元素在人体中有一个非常奇怪的特性——很容易流失,因此缺铁性贫血的病人并不少见。婴幼儿、老年人,包括年轻人等,都有可能需要补充铁元素。

妈妈也要一起午睡，为自己补充体力

建议育儿中的妈妈一定要做一件事情——午睡。

从生物学可知，一天当中人最容易感到困倦的时间就是 14 点前后。甚至可以说，吃完午饭后犯困是正常现象，坚持不午睡才是不正常的。

当然，妈妈也没有必要跟宝宝一样睡上 1 个多小时。只要在 12 ~ 15 点之间稍微睡上 15 ~ 20 分钟，就可以让大脑和身体得到休息，为自己补充体力。而一旦睡上 1 个多小时，就会进入深度睡眠状态，大脑反而容易昏昏沉沉的。

产后有时容易受激素不平衡的影响而睡不着。遇到这种情况时，也不必勉强自己入睡，顺其自然地制造一些放松时间即可。

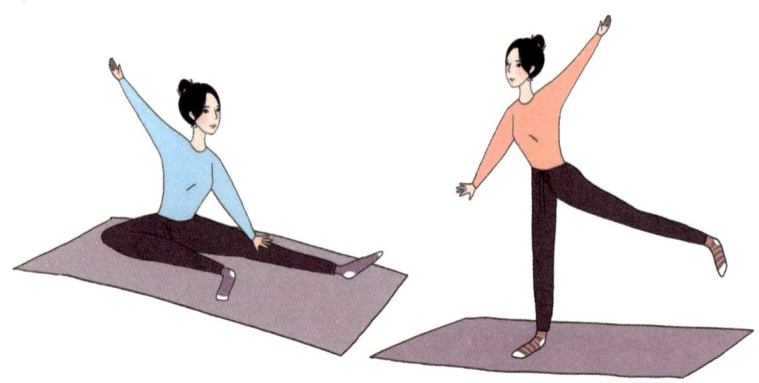

同时，做一些简单的伸展运动也可以起到促进血液循环、放松身心的效果。尤其是伸展手臂、后背的运动。这些部位由于经常抱宝宝很容易感到疲劳。

据说，午睡15～20分钟跟夜间睡1个小时相比，补充体力的效果不相上下。同时，午睡还可以让大脑和身体得到休息，消除睡眠不足带来的烦恼。

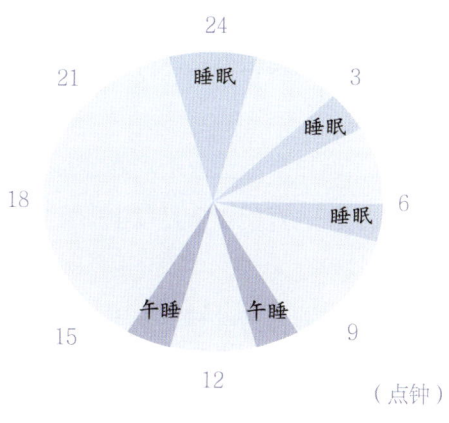

通过午睡来增加睡眠时间

如果妈妈太累,就不要勉强带宝宝

如果妈妈长时间一直抱宝宝、哄宝宝,就容易导致睡眠不足。睡眠不足又会导致脾气急躁和内心的自责。我也时常会听到这样的抱怨。

即便宝宝夜啼,但如果不是由于发烧等身体上的原因,就很可能是精神上的原因了。对于4个月以上的宝宝,有一小段时间不理会他也无妨。

哄宝宝的时候一定要面带笑容。笑不出来的时候,就不要勉强自己哄宝宝了。可以暂时不理会宝宝一小会儿,等到自己情绪平复了,脸上有笑容了再进行。

如果把宝宝放在一边不理会30分钟以上,他还是不肯入睡,就要重新检查一遍宝宝的身体是否有异常了。

案 例

玲玲生了一个大胖小子,朋友看到她在朋友圈发的照片:宝宝长得非常可爱,睡觉的时候眼睛总是弯弯的,特别讨人喜欢。玲玲在月子期间,朋友去看她,刚一进门,玲玲就开始跟朋友吐槽说:"儿子总是夜里不睡觉,要么要吃奶,要么就是哭,都快要把我折磨疯了,我现在感觉自己都快神经衰弱了。"

第 4 章　母婴都要放松身心

当宝宝夜里哭闹得妈妈束手无策时

在宝宝无论如何不肯入睡、妈妈欲哭无泪时,可以试着做以下几件事情看看:

·抱宝宝、哄宝宝以前先做一下深呼吸,数到数字 10。

·一边稳定自己的情绪,一边让宝宝自己哭一会儿(时间控制在 30 分钟以内)。

·如果过了 30 分钟自己还是不想抱宝宝,感觉快要失去理智时,叫其他人来。

※ 假如这样做了还是压力很大,就要找专业人士做一下心理咨询了。

※ 如果宝宝无论怎样都哭闹不止,就需要请教熟悉婴儿发育状况的儿科医生了。

爸爸也要主动承担起哄睡宝宝的责任

近几年育儿圈内有这样一个名词，叫作"丧偶式育儿"，意思是只有妈妈一个人为了育儿孤军奋战。虽说造成这种情况可能是由于家庭状况或职业需要等原因，但一个人终究不可能完成所有的育儿工作。因此，希望爸爸们也能积极承担责任，真正融入家庭育儿生活。

最希望爸爸们能够积极参与的，就是哄睡宝宝的工作。这项任务可以先从每周2～3次开始尝试。

假如宝宝是母乳喂养的，喂夜奶的任务可能由妈妈一个人来完成。尽管母乳喂养好处多多，却也存在着一个缺点，那就是在大多数情况下"不能由其他人代替完成"。为了让爸爸能够参与育儿，有必要让他们练习使用奶瓶喂奶。

有些时候，3个月以上的宝宝会由于各种原因，不肯接受用奶瓶吃奶。比如，因味觉开始发达，不喜欢奶粉的口味，或是习惯了吃母乳，以及不会用奶瓶吃奶等。让宝宝学会用奶瓶吃奶也有很多好处。例如，妈妈生病或是回归职场的时候，宝宝上托儿所、幼儿园的时候，宝宝能及时补充营养。因而，从宝宝2个月以后让爸爸开始练习使用奶瓶喂奶，堪称一举两得。

第 4 章 母婴都要放松身心

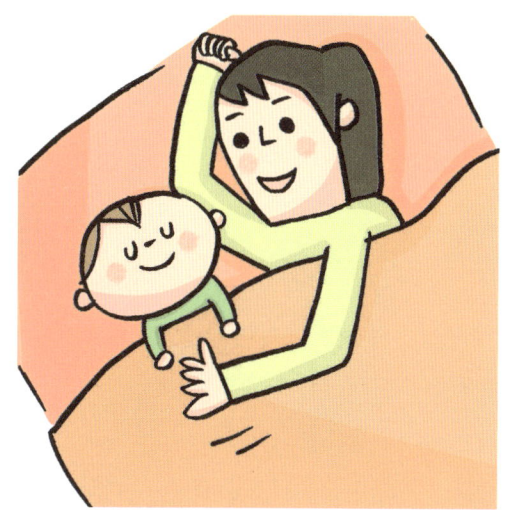

有时，爸爸与妈妈的不同哄睡方式会使宝宝产生混乱。爸爸最好还是采用与妈妈同样的哄睡方式，这样更便于宝宝安心地入眠。

爸爸哄睡宝宝的时候，方法尽量要跟妈妈保持一致。当然，一开始爸爸和宝宝都会有些不适应，这时候妈妈不要发言，就在一旁静静地关注好了。

不要去和别的妈妈攀比

前面已经说过,睡眠不足有可能造成人的额叶功能迟钝,进而导致情绪失控等。因而,妈妈们大可不必因自己会对宝宝急躁、发火而自责自己是个不合格的妈妈。

我们可以来思考一下,为什么会有"不合格"这个念头。

现在,市场上充斥着各类育儿书籍和杂志,上面也很可能写着这样一些建议和标准:"这样的月龄可以做什么什么"等。初为人母的妈妈们很可能会以这些书籍和杂志里的建议为自己的育儿指导。

甚至,眼下还出现了很多育儿微博,里面也可能会说,"学会这样的育儿方式,可以让你在生活中游刃有余",妈妈们也很可能会以此作为目标和范本。然而,现实并非如此。照顾自己的宝宝并不像育儿书里写的那样简单,自己也不可能轻易地成为育儿微博里所说的那种照顾宝宝游刃有余的妈妈。

那么,这种时候,我们应该这样想,"生活原本就没有书本、微博里写的那样简单"。

有一百个宝宝,就可能有一百种发育方式和个性,当然也会有一百种类型的妈妈。每个人各有不同才是正常的。遇到不懂的事情就想去书本或是微博里面寻找答案,这也是自然的。但是,你的宝宝只是此时此刻你眼前的这个宝宝，而不是别人说的那个宝宝。只要抱抱他，与他亲密接触，与他对视而笑，就已足够。不要一味追求做一名理想的妈妈，而应随机应变，使宝宝和自己都能开心快乐地生活，这样的育儿才是最理想的。

___月___日

妈妈的育儿日记

(点钟)

5
6
7
8
9
10
11
12
13
14
15
16

妈妈的育儿日记

（点钟）

17	
18	
19	
20	
21	
22	
23	
24	
1	
2	
3	
4	

___月___日

妈妈的育儿日记

（点钟）

5	
6	
7	
8	
9	
10	
11	
12	
13	
14	
15	
16	

妈妈的育儿日记

（点钟）

| 17 |
| 18 |
| 19 |
| 20 |
| 21 |
| 22 |
| 23 |
| 24 |
| 1 |
| 2 |
| 3 |
| 4 |

___月___日

妈妈的育儿日记

（点钟）

5	
6	
7	
8	
9	
10	
11	
12	
13	
14	
15	
16	

妈妈的育儿日记

（点钟）

17	
18	
19	
20	
21	
22	
23	
24	
1	
2	
3	
4	

___月___日

妈妈的育儿日记

（点钟）

| 5 |
| 6 |
| 7 |
| 8 |
| 9 |
| 10 |
| 11 |
| 12 |
| 13 |
| 14 |
| 15 |
| 16 |

妈妈的育儿日记

（点钟）	
17	
18	
19	
20	
21	
22	
23	
24	
1	
2	
3	
4	